Differentialdiagnose auf einen Blick

Herausgegeben von M. Classen,
V. Diehl, K.-M. Koch, K. Kochsiek,
D. Pongratz, P. C. Scriba

Das Buch ist bisher unter dem Namen
„Entscheidungsbäume aus der Differential-
diagnose Innere Medizin" als Beilage
zu dem Werk von M. Classen, V. Diehl,
K.-M. Koch, K. Kochsiek, D. Pongratz,
P. C. Scriba: „Differentialdiagnose Innere
Medizin" erschienen.

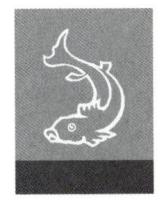

URBAN & FISCHER
München · Jena

Zuschriften und Kritik an:
Urban & Fischer, Lektorat Medizinstudium, z. Hd. Kerstin Popp, Karlstraße 45, 80333 München

M. Classen, Direktor der II. Med. Klinik und Poliklinik der TU München
V. Diehl, Direktor der I. Med. Klinik der Universität Köln
K.-M. Koch, Direktor der Nephrologie, Med. Hochschule Hannover
K. Kochsiek, em. Direktor der Med. Universitätsklinik, Luitpoldkrankenhaus Würzburg
D. Pongratz, Direktor des Friedrich-Baur-Instituts, Klinikum der Innenstadt der LMU München
P. C. Scriba, em. Direktor der Med. Klinik, Klinikum der Innenstadt der LMU München

Wichtiger Hinweis
Die Erkenntnisse in der Medizin unterliegen laufendem Wandel durch Forschung und klinische Erfahrungen. Herausgeber und Autoren dieses Werkes haben große Sorgfalt darauf verwendet, dass die in diesem Werk gemachten therapeutischen Angaben (insbesondere hinsichtlich Indikation, Dosierung und unerwünschten Wirkungen) dem derzeitigen Wissensstand entsprechen. Das entbindet den Nutzer dieses Werkes aber nicht von der Verpflichtung, anhand der Beipackzettel zu verschreibender Präparate zu überprüfen, ob die dort gemachten Angaben von denen in diesem Buch abweichen und seine Verordnung in eigener Verantwortung zu treffen.

Die Deutsche Bibliothek – CIP-Einheitsaufnahme
Ein Titeldatensatz für diese Publikation ist bei
Der Deutschen Bibliothek erhältlich

02 03 04 05   5 4 3 2 1
ISBN 3-437-43340-7

Programmleitung: Dr. med. Dorothea Hennessen
Lektorat: Kerstin Popp, Nathalie Blanck
Herstellung: Renate Hausdorf
Zeichnungen: Henriette Rintelen (Dipl. Designerin)
Satz: Typodata GmbH, München
Druck und Bindung: Appl, Wemding
Umschlaggestaltung: prepress ulm GmbH, Ulm

Aktuelle Informationen finden Sie im Internet unter der Adresse:
http://www.urbanfischer.de

Vorwort

Liebe Leserin, lieber Leser,

auf vielfachen Wunsch gibt es die Flussdiagramme der „Differential-
diagnose Innere Medizin" herausgegeben von Classen/Koch/
Kochsiek/Pongratz/Scriba endlich als eigenständiges Produkt.
Die Diagramme zeigen die wichtigsten Leitsymptome und Differential-
diagnosen und weisen den Weg vom Symptom zur Diagnose.
Der kleine Begleiter ist übersichtlich zum Nachschlagen, ideal für die
Praxis und noch dazu handlich zum Mitnehmen.

Schnelle Orientierung durch das Farbleitsystem
Grün ist immer die **Ausgangssituation** markiert. Dabei kann es
sich um ein Leitsymptom, einen Symptomenkomplex oder bereits
eine Diagnose handeln.
Diagnostische Maßnahmen wie körperliche, radiologische oder labor-
technische Untersuchungen finden Sie in den **blau** unterlegten Kästen.
Rote Textboxen weisen die möglichen Differentialdiagnosen oder die
verschiedenen **pathogenetischen Ursachen** einer Erkrankung aus.

Viel Erfolg bei der richtigen Diagnosefindung!

Ihr Verlag Urban & Fischer

Autorenverzeichnis

H.-D. Allescher, Klinikum Rechts der Isar, II. Med. Klinik u. Poliklinik, München

J. Bahlmann, Krankenhaus Oststadt, Abteilung Nephrologie, Hannover

E. Benenson, Klinik f. Innere Medizin I d. Universität Köln, Abt. Klin. Immunologie, Köln

H. Bohlen, Klinik f. Innere Medizin I d. Universität Köln, Köln

R. Brunkhorst, Med. Hochschule Hannover, Nephrologische Abteilung, Hannover

A. Engert, Universitätsklinik Köln, Onkologische Ambulanz, Köln

U. Frei, Virchow-Klinikum, Abteilung Nephrologie, Berlin

P. Gross, Universitätsklinikum, Med. Klinik III, Dresden

W. Habscheid, Paracelsus-Krankenhaus Ruit, Med. Klinik, Ostfildern

M. Hammer, Klinik f. Rheumatologie, Sendenhorst

W. Hansen, Klinikum Rechts der Isar, II. Med. Klinik u. Poliklinik d. TU München, Münch[e]

P. Hoff, Klinikum der RWTH Aachen, Aachen

O. E. Janssen, Klinikum Innenstadt d. LMU München, Med. Klinik, München

K.-H. Krause, Klinikum Innenstadt d. LMU München, Friedrich-Baur-Institut, München

T. Krieg, Klinik u. Poliklinik f. Dermatologie u. Venerologie, Köln

R. Landgraf, Klinikum Innenstadt d. LMU München, Med. Klinik, München

H. Langenfeld, Med. Klinik d. Universität Würzburg, Würzburg

R. Lorenz, Klinikum Rechts der Isar, II. Med. Klinik u. Poliklinik der TU München, Münch[e]

M. Meesmann, Med. Universitäts-Klinik, Würzburg

W. Müller-Felber, Klinikum Innenstadt der LMU München, Friedrich-Baur-Institut, Münch[e]

F. Neumann, Universitätsklinikum Carl Gustav Carus, Med. Klinik III, Dresden

C. J. Olbricht, Katharinenhospital, Stuttgart

C. Pohl, Ev. Krankenhaus Kalk, Innere Abteilung, Köln

G. Rudolph, Klinikum Innenstadt der LMU München, Augenklinik, Müchen

P. Schanzenbächer, Med. Universitäts-Klinik, Würzburg

M. Schmidt, Med. Universitäts-Klinik, Abteilung Pneumologie, Würzburg

St. Schmitz, Klinik f. Innere Medizin I der Universität Köln, Köln

M. Schwonzen, St.-Walburga-Krankenhaus, Meschede

St. Stollberg, Klinik u. Poliklinik f. Dermatologie u. Venerologie, Köln

P. Staib, Klinik f. Innere Medizin I der Universität Köln, Köln

H. Tesch, Klinik f. Innere Medizin I der Universität Köln, Köln

M. W. Ulbig, Klinikum Innenstadt der LMU München, Augenklinik, München

J. Wolf, Klinik f. Innere Medizin I der Universität Köln, Köln

H. Zeidler, Med. Hochschule Hannover, Zentrum Innere Medizin u. Dermatologie, Hannov[e]

Th. Zilker, Klinikum Rechts der Isar, Abteilung Toxikologie, München

haltsverzeichnis

Antriebslosigkeit

1 Mögliche Erkrankungen bei
Antriebslosigkeit 8
2 Diagnostisches Vorgehen bei
Verdacht auf Hypothyreose 9

Aszites

-1 Praktisches Vorgehen bei der
Differenzierung des Aszites 10

Ataxie

-1 Diagnostisches Vorgehen bei
Ataxie 11

Bewusstseinsstörungen

-1 Bewusstseinsstörungen im
Überblick 12
-2 Organisch begründbare Bewusstseinsstörung 12
-3 Psychogene Bewusstseins-
störung 13
-4 Das Krampfende Koma 13
-5 Differenzierung des Komas bei
Verdacht auf eine Vergiftung 14
-6 Differenzierung des Komas bei
Verdacht auf eine Vergiftung:
das ruhige Koma 15
-7 Differenzierung des Komas bei
Verdacht auf eine Vergiftung: die
agitierte Bewusstseinsstörung 15

Blässe

-1 Blässe – erste differentialdiagnostische Orientierung
anhand von Kreislaufparametern . . 16
-2 Schematische Übersicht zur
Differenzierung der Anämien 16

Blutung

-1 Praktisches Vorgehen bei einer
Blutung 17

Darmblutung

-1 Differentialdiagnostisches
Vorgehen bei Verdacht auf
eine Darmblutung 18

Durchfall

-1 Ursachen der akuten und
chronischen Durchfalls-
erkrankungen 19

8-2 Diagnostische Strategie bei
Verdacht auf Malabsorption 19
8-3 Differentialdiagnostische Bedeutung von anamnestischen Angaben
und körperlichen Befunden 20

9 Durst- und Trinkstörungen

9-1 Übersicht zur Abklärung von
Durststörungen 21
9-2 Übersicht zur Diagnose des
Diabetes mellitus anhand von
venösem Vollblut 22
9-3 Diagnostisches Vorgehen bei
Verdacht auf Diabetes insipidus . . . 23
9-4 Diagnostik bei Hyperkalzämie 24

10 Erbrechen – Bluterbrechen

10-1 Notfalldiagnostik bei Bluterbrechen 25
10-2 Diagnostisches Vorgehen bei
akutem Erbrechen 26
10-3 Stufendiagnostik bei chronischem
Erbrechen 27

11 Fieber

11-1 Diagnostisches Vorgehen bei
Fieber 28
11-2 Übersicht über die Krankheits-
gruppen, die mit Fieber einher-
gehen können 28

12 Gelbsucht

12-1 Plan für eine stufenweise
Diagnostik bei unklarer
Gelbsucht 29

13 Gewichtsveränderungen

13-1 Diagnostischer Weg bei Adipositas 30
13-2 Diagnostik bei Verdacht auf
Hypercortisolismus 31
13-3 Diagnostischer Weg bei
Inzidentalom der Nebenniere 32
13-4 Diagnostischer Weg bei Verdacht
auf Morbus Addison bzw.
Addisonkrise 33

14 Halsschwellungen und
-schmerzen

14-1 Diagnostik bei Halsschmerzen 34
14-2 Diagnostik bei schmerzloser
Halsschwellung 34
14-3 Die Schritte der Strumadiagnostik . 35

15 Hämaturie und Urämie

15-1 Algorithmus des Diagnosevorganges bei Patienten mit
Hämaturie 36

15-2 Differentialdiagnostisches Vorgehen bei Verdacht auf ein urämisches Syndrom 37

16 Haut- und Haarveränderungen
16-1 Differentialdiagnose der Hypertrichose, des Hirsutismus und der Virilisierung 38

17 Herzklopfen und Herzrhythmusstörungen
17-1 Differentialdiagnose der supraventrikulären Tachykardien 39
17-2 Differentialdiagnose der Bradykardien 40
17-3 Differentialdiagnose der Palpitationen 41
17-4 Diagnostik bei Herzrhythmusstörungen 42
17-5 Diagnostik bei Verdacht auf Hyperthyreose 43

18 Hoher Blutdruck
18-1 Algorithmus zur Differentialdiagnose der Hypertonie 44
18-2 Algorithmus zur Diagnose einer Hypokaliämie 45
18-3 Algorithmus zur Diagnose einer Hypokaliämie ohne Hypertonie 45

19 Husten und Lungenrundherde
19-1 Diagnostikprogramm zur Abklärung von Husten 46
19-2 Klinische Hustenursachen 46

20 Hypoglykämie
20-1 Differentialdiagnose der Hypoglykämie 47

21 Hypogonadismus
21-1 Differentialdiagnostik bei Verdacht auf Hypogonadismus des Mannes 48
21-2 Diagnostik der Hypophysenvorderlappeninsuffizienz 49

22 Juckreiz
22-1 Ursachen eines lokalisierten Pruritus 49
22-2 Differentialdiagnostisches Vorgehen bei Juckreiz 50

23 Krampfanfälle
23-1 Differentialdiagnose anfallsartiger Muskelverkrampfungen 51

24 Lähmungen
24-1 Diagnostisches Vorgehen bei einer akuten Lähmung ....
24-2 Begleitsymptome bei Lähmungen ....
24-3 Diagnostisches Vorgehen bei Lähmungen/Schwäche ....
24-4 Diagnostisches Vorgehen bei Para-/Tetraplegie ....
24-5 Übersicht über den diagnostischen Weg bei Schlaganfall ....

25 Lymphknotenschwellung
25-1 Diagnostisches Vorgehen bei Lymphknotenschwellungen .....
25-2 Anamnese bei Patienten mit unklaren Lymphknotenschwellungen

26 Muskelkrämpfe
26-1 Phänomene des tetanischen Symptomkomplexes ....
26-2 Diagnostisches Vorgehen bei Verdacht auf Tetanie bzw. Hypokalzämie ....

27 Muskelschwäche
27-1 Zusammenfassende Darstellung des Diagnosevorganges bei Muskelschwäche ....

28 Periodenstörungen
28-1 Differentialdiagnose einer Oligo- oder Amenorrhö ....
28-2 Differentialdiagnose einer Hyperprolaktinämie ....

29 Schmerzen
Brustschmerz
29-1 Zusammenfassende Darstellung des diagnostischen Ablaufs bei dem Leitsymptom Brustschmerz ..
29-2 Schematische Darstellung des diagnostischen Ablaufs bei kardialen Brustschmerzen ....
29-3 Schematische Darstellung des diagnostischen Vorgehens bei Verdacht auf Lungenembolie .....
Extremitätenschmerz
29-4 Untersuchungsverfahren zur Abklärung von Extremitätenschmerzen ....
29-5 Diagnostik bei Verdacht auf eine tiefe Beinvenenthrombose ....
Gelenkschmerz
29-6 Differentialdiagnostisches Vorgehen bei der Untersuchung des Gelenkes ....

opfschmerz

-7 Charakteristika der wichtigsten
     Kopfschmerzformen 66

-8 Diagnostisches Vorgehen bei
     Verdacht auf Phäochromozytom . . 67

nochenschmerz

-9 Differentialdiagnostisches
     Vorgehen bei Knochenschmerzen   68

-10 Pathogenese des sekundären
     Hyperparathyreoidismus bei
     chronischer bzw. terminaler
     Niereninsuffizienz 68

eibschmerz

-11 Schema des diagnostischen Weges
     bei akuten Leibschmerzen 69

uskelschmerz

-12 Differentialdiagnostisches
     Vorgehen bei Muskelschmerzen . . 70

.13 Symptomatische Differential-
     diagnose bei Muskelschmerzen . . . 71

ücken- und Flankenschmerzen

.14 Praktisches Vorgehen bei Rücken-
     und Flankenschmerzen 72

0   Schock

-1 Übersicht zum Schockgeschehen   73

-2 Differentialdiagnostisches
     Vorgehen bei Schock 74

1   Schwäche – Leistungsknick

1-1 Diagnostisches Vorgehen bei
     Schwäche und Gewichtsverlust . . . 75

**2   Schwellungen der
     Extremitäten – Ödeme**

2-1 Algorithmus zur Differential-
     diagnose von Ödemen mit gene-
     ralisiertem Verteilungsmuster 76

32-2 Algorithmus zur Differential-
     diagnose von Ödemen mit
     regional lokalisiertem Verteilungs-
     muster 77

33   Sehstörungen

33-1 Diagnostisches Vorgehen bei
     Visusminderung mit Afferenz-
     störungen der Pupille 78

33-2 Beurteilung der Papilla nervi
     optici 78

33-3 Diagnostisches Vorgehen bei
     Verdacht auf Morbus Horton 79

33-4 Diagnostisches Vorgehen bei
     Verdacht auf eine Uveitis 79

**34   Störungen beim
     Wasserlassen**

34-1 Differentialdiagnosen der
     oberen und unteren Harnwegs-
     infektionen 80

34-2 Differentialdiagnostische Aspekte
     bei Oligurie und Anurie 81

34-3 Übersicht zur Differentialdiagnose
     der Polyurie 82

34-4 Differenzierung der Harninkonti-
     nenz ohne neurogene Schäden . . . 83

34-5 Differentialdiagnostische
     Übersicht zur Harninkontinenz
     bei neurogenen Schäden 83

35   Tremor

35-1 Diagnostisches Vorgehen bei
     Tremor 84

36   Zyanose

36-1 Ursachen für eine generalisierte
     Zyanose 85

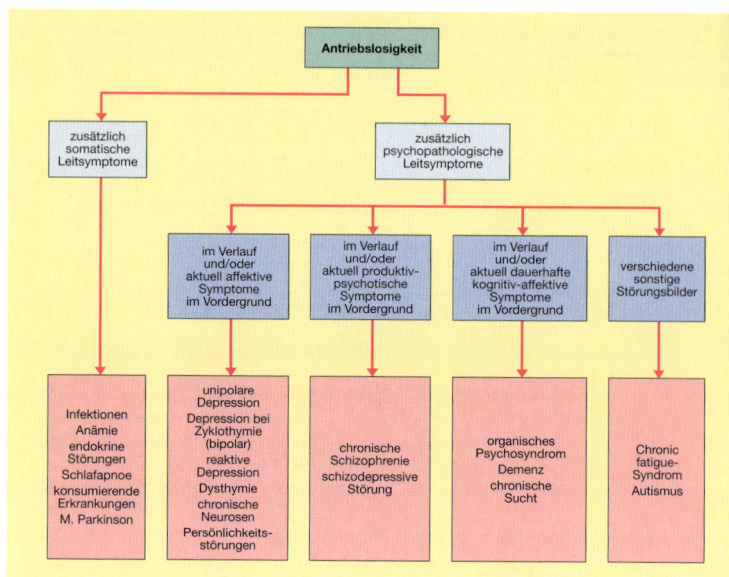

Abb. 1-1 Mögliche Erkrankungen bei **Antriebslosigkeit**

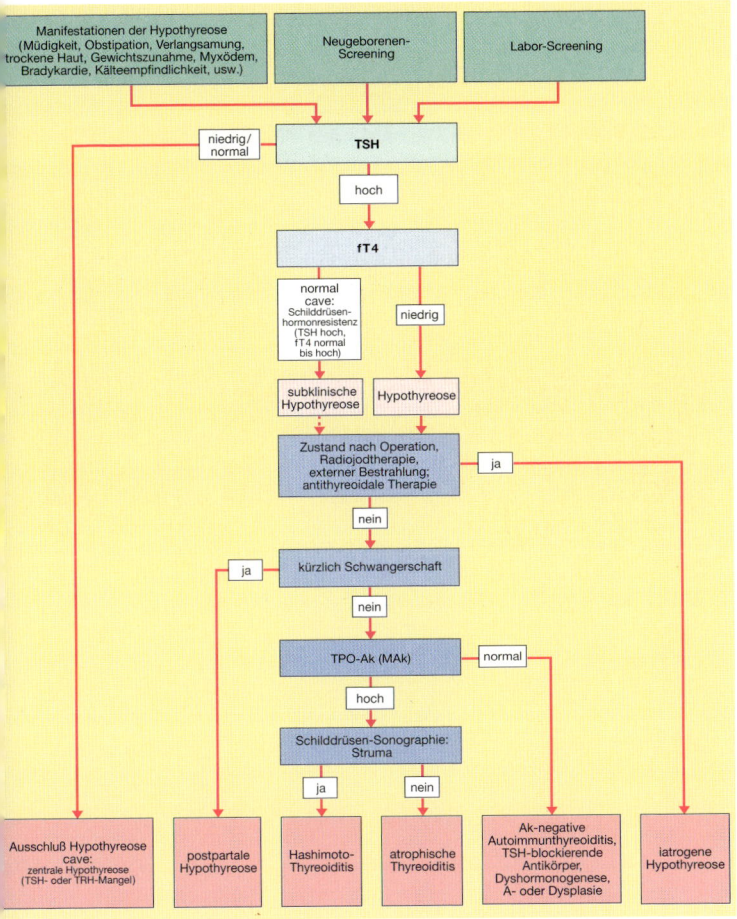

Abb. 1-2 Diagnostisches Vorgehen bei **Verdacht auf Hypothyreose**
(TSH: Thyroidea-stimulierendes-Hormon; fT4: freies Thyroxin; TPO-Ak:
Thyreoidale-Peroxidase-Antikörper; MAk: mikrosomale-Antikörper; TRH:
Thyreotropin-Releasing-Hormon)

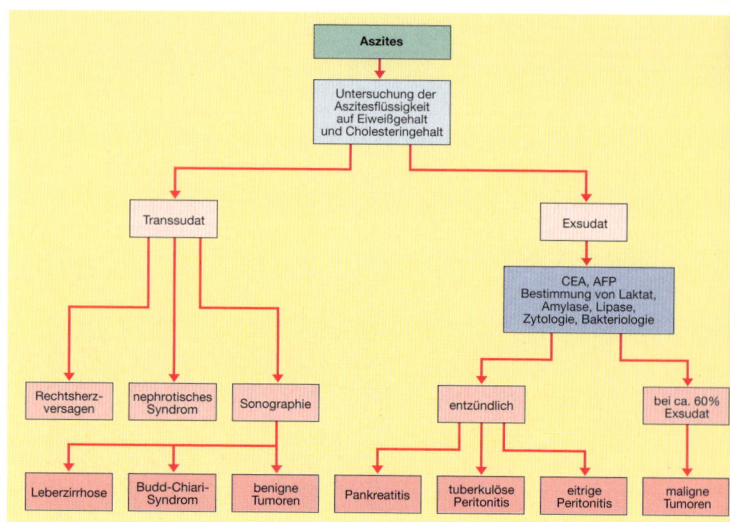

Abb. 2-1   Praktisches Vorgehen bei der **Differenzierung des Aszites**
(CEA: carcino-embryonales-Antigen; AFP: Alpha-1-Fetoprotein)

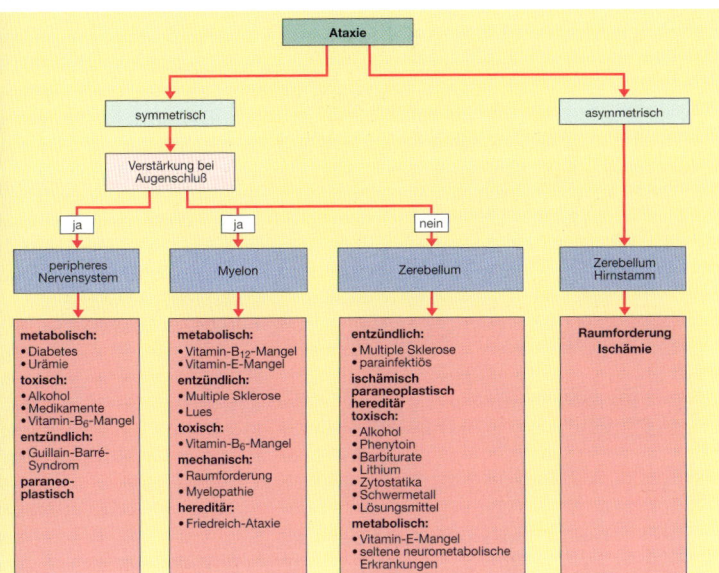

Abb. 3-1   Diagnostisches Vorgehen bei **Ataxie**

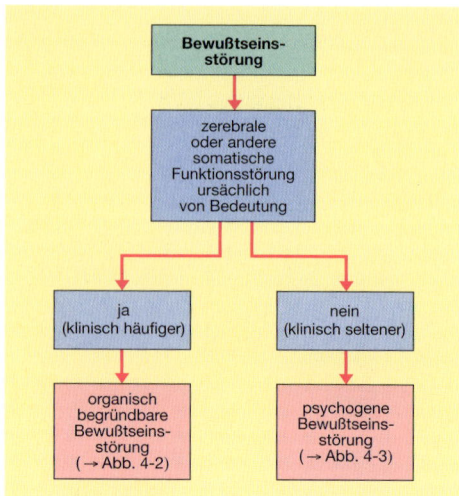

Abb. 4-1   Bewußtseinsstörung im Überblick

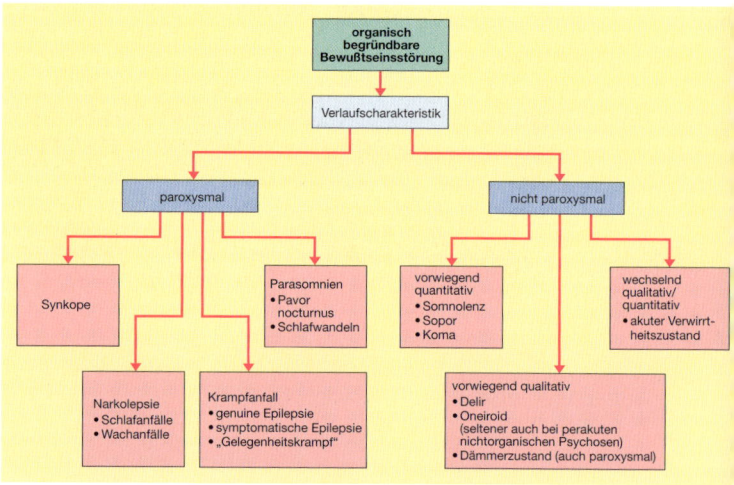

Abb. 4-2   Organisch begründbare Bewußtseinsstörung

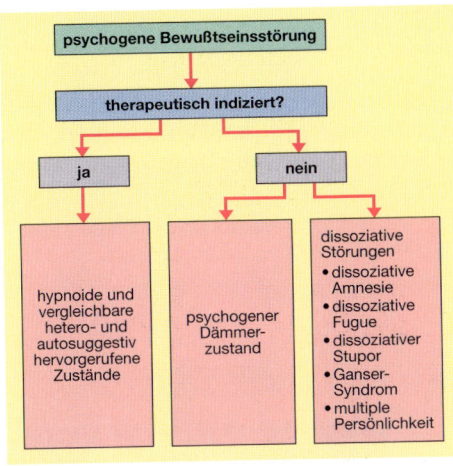

Abb. 4-3   Psychogene Bewußtseinsstörung

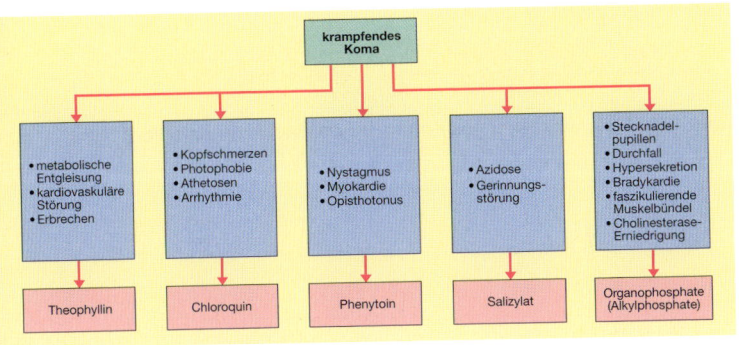

Abb. 4-4   Das krampfende Koma

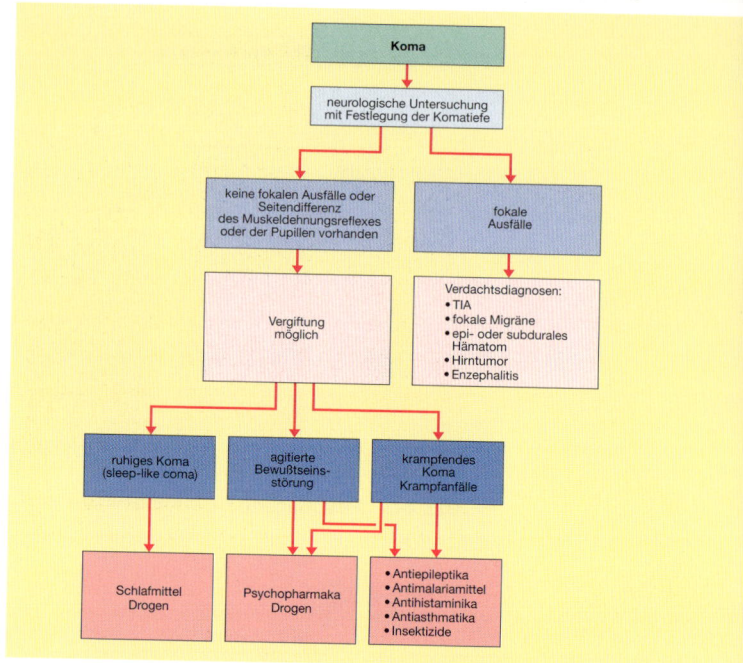

Abb. 4-5   Differenzierung des Komas bei **Verdacht auf eine Vergiftung**

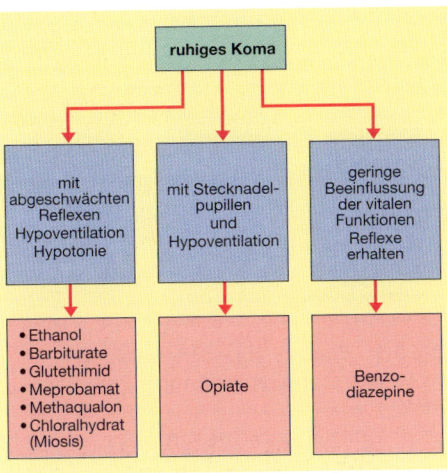

Abb. 4-6 Differenzierung des Komas bei Verdacht auf eine Vergiftung: **das ruhige Koma**

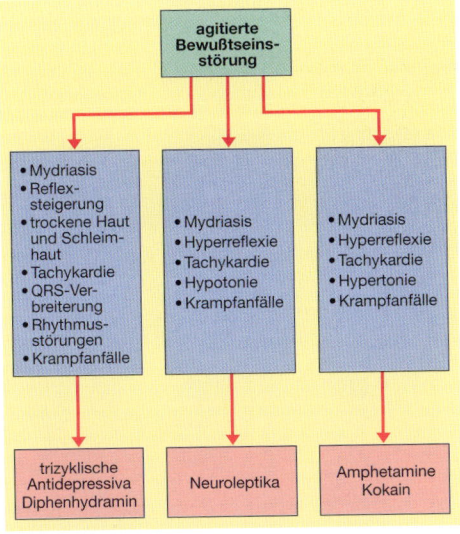

Abb. 4-7 Differenzierung des Komas bei Verdacht auf eine Vergiftung: **die agitierte Bewußtseinsstörung**

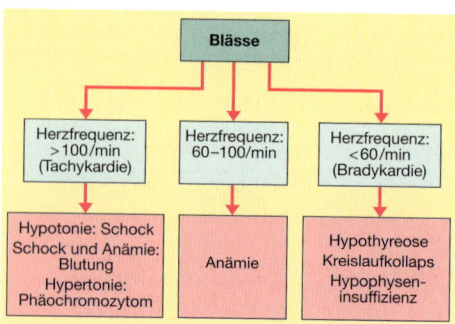

Blässe
Herzfrequenz: >100/min (Tachykardie)
Herzfrequenz: 60–100/min
Herzfrequenz: <60/min (Bradykardie)
Hypotonie: Schock
Schock und Anämie: Blutung
Hypertonie: Phäochromozytom
Anämie
Hypothyreose
Kreislaufkollaps
Hypophysen-insuffizienz

Abb. 5-1 **Blässe** – erste differentialdiagnostische Orientierung anhand von Kreislaufparametern

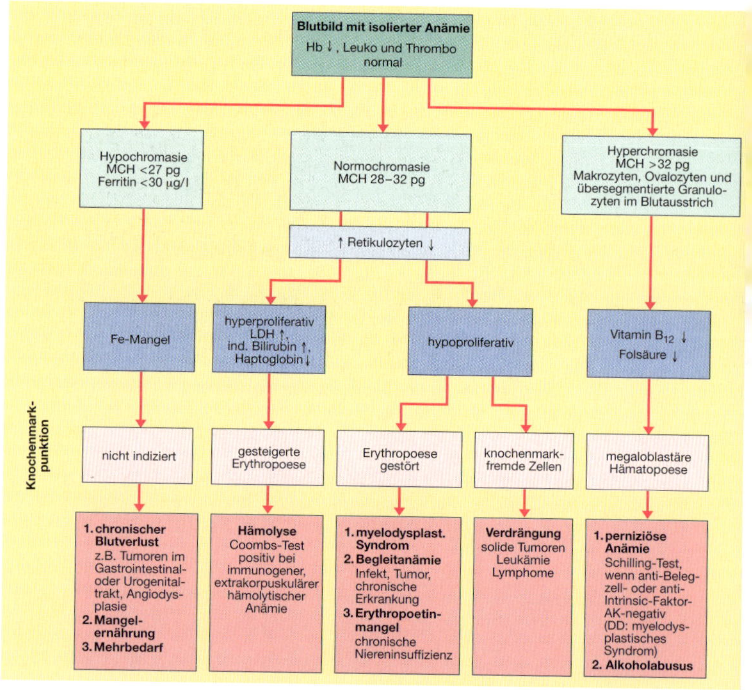

Blutbild mit isolierter Anämie
Hb ↓, Leuko und Thrombo normal
Hypochromasie MCH <27 pg Ferritin <30 µg/l
Normochromasie MCH 28–32 pg
Hyperchromasie MCH >32 pg Makrozyten, Ovalozyten und übersegmentierte Granulozyten im Blutausstrich
↑ Retikulozyten ↓
Fe-Mangel
hyperproliferativ LDH ↑, ind. Bilirubin ↑, Haptoglobin ↓
hypoproliferativ
Vitamin B12 ↓ Folsäure ↓
Knochenmark-punktion
nicht indiziert
gesteigerte Erythropoese
Erythropoese gestört
knochenmark-fremde Zellen
megaloblastäre Hämatopoese
1. chronischer Blutverlust z.B. Tumoren im Gastrointestinal- oder Urogenital-trakt, Angiodys-plasie
2. Mangel-ernährung
3. Mehrbedarf
Hämolyse Coombs-Test positiv bei immunogener, extrakorpuskulärer hämolytischer Anämie
1. myelodysplast. Syndrom
2. Begleitanämie Infekt, Tumor, chronische Erkrankung
3. Erythropoetin-mangel chronische Niereninsuffizienz
Verdrängung solide Tumoren Leukämie Lymphome
1. perniziöse Anämie Schilling-Test, wenn anti-Beleg-zell- oder anti-Intrinsic-Faktor-AK-negativ (DD: myelodys-plastisches Syndrom)
2. Alkoholabusus

Abb. 5-2 Schematische Übersicht zur **Differenzierung der Anämien**

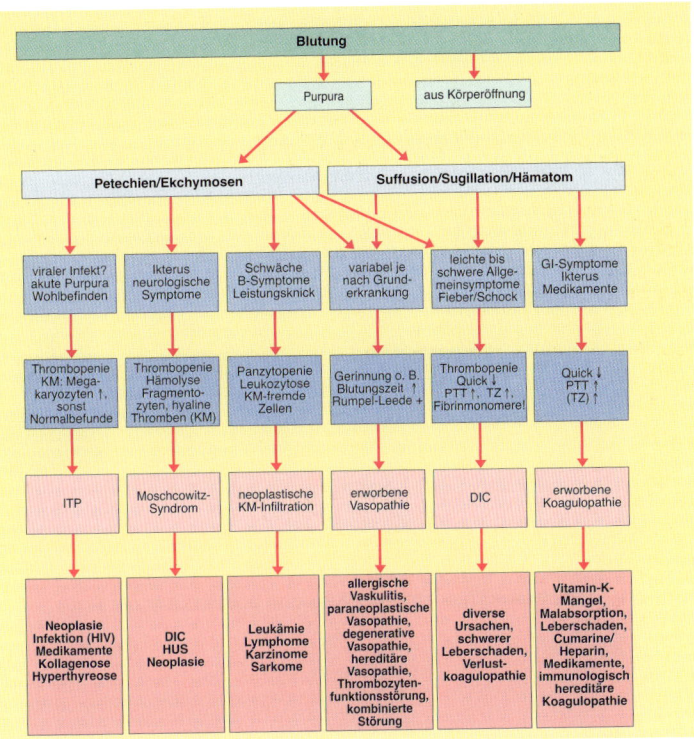

Abb. 6-1   Praktisches Vorgehen bei einer **Blutung** (KM: Knochenmark; PTT: partielle-Thromboplastin-Zeit; TZ: Thrombinzeit; ITP: idiopathische-thrombo-zytopenische-Purpura; DIC: disseminierte-intravasale-Koagulation; HUS: hämo-ytisch-urämisches-Syndrom)

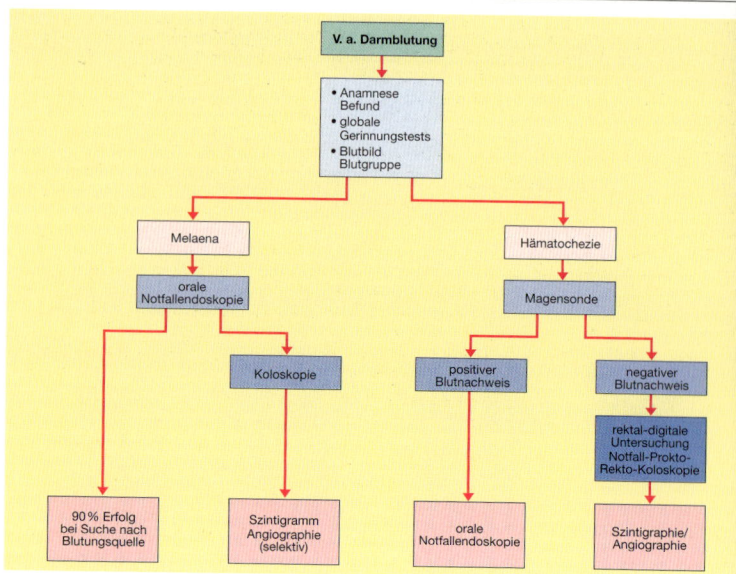

Abb. 7-1 Differentialdiagnostisches Vorgehen bei Verdacht auf eine
Darmblutung

Akute Diarrhö (Dauer bis 3 Wochen)	Chronische Diarrhö, chronisch rezidivierende Diarrhö (Dauer über 3 Wochen)
Infektionen (Viren, Bakterien, Parasiten)	Infektionen (Parasiten, z.B. Giardia lamblia, Entamoeba histolytica; Clostridium difficile, Campylobacter, Yersinien, HIV)
Nahrungsmittelvergiftungen/ Staphylokokkenenteritis (Überwucherung von Speisen mit Staphylokokken)	Entzündungen (Colitis ulcerosa, Morbus Crohn, kollagene Kolitis, Morbus Whipple, Sprue, Divertikulitis, lymphozytäre Kolitis, innere Fisteln)
Nahrungsmittelallergien (Milch, Ei, Fisch, Obst)	Medikamente (Laxanzien, Antibiotika, Zytostatika; seltener Antihypertonika einschl. Diuretika, Antiarrhythmika, magnesiumhaltige Antazida, Dihydroxygallensäuren, Kolchizin, Glykoside)
	Nahrungsmittelzusätze (Sorbit, Fruktose)
energiereiche Strahlen (Röntgen-, Radiumbestrahlung)	Genußmittel (Alkohol, Kaffee)
	Neoplasmen (Kolonkarzinom, Lymphom)
Schub einer chronisch entzündlichen Darmerkrankung	Kohlenhydratmalabsorption (Disaccharidasemangel; schlecht absorbierbare Kohlenhydrate – Weizenstärke, Ballaststoffe)
	Maldigestion/Malabsorption mit Steatorrhö (Dünndarm-/Leber-/Pankreas-/Gallenwegserkrankungen)
	endokrine Erkrankungen, Stoffwechselstörungen (Hyperthyreose, Diabetes, Urämie, Zollinger-Ellison-Syndrom, Vipom, Karzinoid)
	Systemerkrankungen (Sklerodermie, Amyloidose)
	Stuhlinkontinenz (muskulär, neurogen, psychogen)
	Operationsfolgen (Vagotomie, Gastrektomie, Pankreasresektion, Cholezystektomie, Darmresektion, Syndrom der blinden Schlinge)
	funktionelle/idiopathische Störungen (Reizkolon, Erregung, Nervosität)

Abb. 8-1 Wichtige Ursachen der **akuten und chronischen Durchfallserkrankungen**

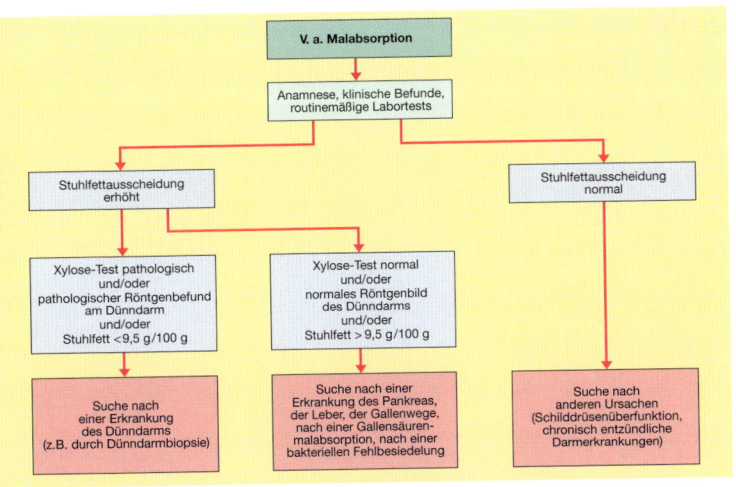

Abb. 8-2 Diagnostische Strategie bei **Verdacht auf Malabsorption**

Anamnestische Angaben und Befunde	Bedeutung/Verdachtsdiagnose
große Stuhlvolumina	Dünndarmerkrankungen
geringe Stuhlvolumina, hohe Frequenz, Tenesmen	Dickdarmerkrankungen
Wechsel Diarrhö/Obstipation, Schafkot-, Bleistiftstühle, unterschiedl. Auftreten bei Streß, Urlaub, berufl. Tätigkeit, Freizeit, nächtl. Ruhe	Reizdarm
plötzlicher Beginn, Fieber, Leibschmerzen, Umgebungs-erkrankungen, Reisen	Infektion
Fieber, Durst, Adynamie, Somnolenz, Orthostase	Flüssigkeits- und Elektrolytverluste
vorausgegangene Bauchoperation	Operationsfolge
Umgebungserkrankungen	Infektion, Intoxikation
Medikamentengebrauch	Nebenwirkung
Zusammenhang mit Nahrungsaufnahme	Nahrungsmittelintoxikation, -allergie
juckendes Exanthem, Asthma, Schwellungen, Schock	allergische Reaktion
Eiter oder Blut im Stuhl, systemische Erkrankungszeichen	Schleimhautschädigung, invasiver Krankheitserreger
Schleim oder Membranen im Stuhl	Überaktivität der Mukosadrüsen (Infektion, Reizdarm)
Fettstühle, Steatorrhö	Maldigestion, Malabsorption
Meteorismus und Flatulenz	vermehrter Abbau von Kalorienträgern durch Dickdarmflora
trockene, schuppende Haut, Rhagaden, Nagel-veränderungen	Mangelerscheinungen infolge Malassimilation
Blutdruck unter 100 mmHg/Pulsfrequenz über 100/min	Schockzeichen (Volumenverlust)
Resistenz im Abdomen	Tumor, z. B. Pankreasneoplasma
Blut bei rektaler Untersuchung	Zeichen einer bedrohlichen Erkrankung mit Läsion der gastrointestinalen Schleimhäute
Teerstuhl	Blutungsquelle oberhalb linker Kolonflexur

Abb. 8-3 Differentialdiagnostische Bedeutung von anamnestischen Angaben und körperlichen Befunden

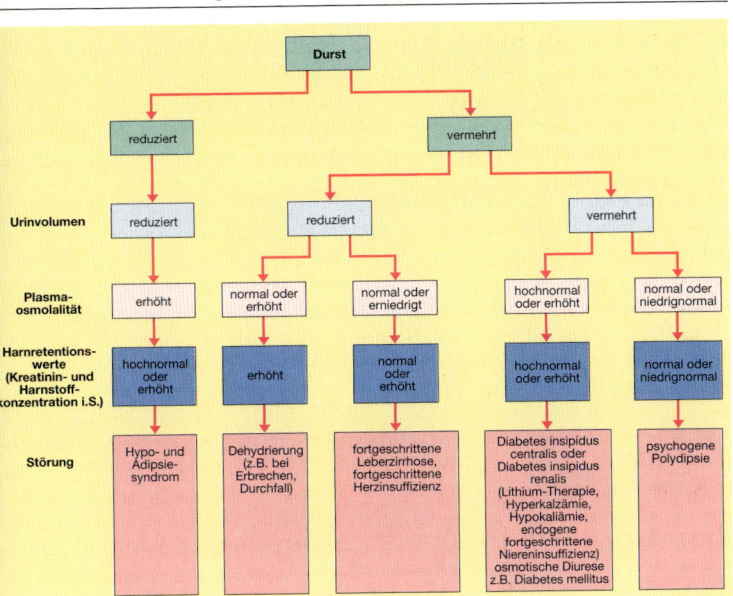

Abb. 9-1 Übersicht zur Abklärung von **Durststörungen**

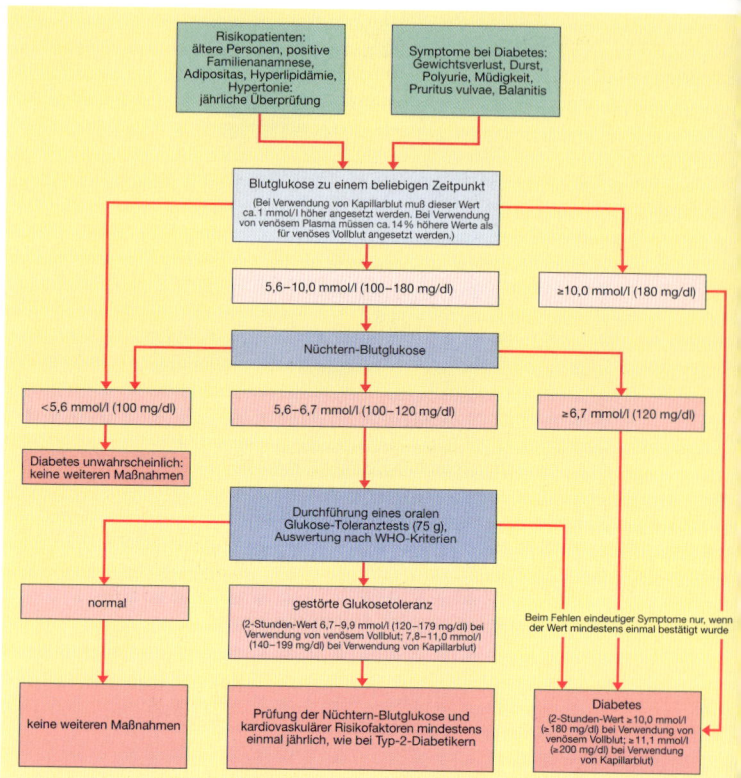

Abb. 9-2　Übersicht zur **Diagnose des Diabetes mellitus** anhand von venösem Vollblut

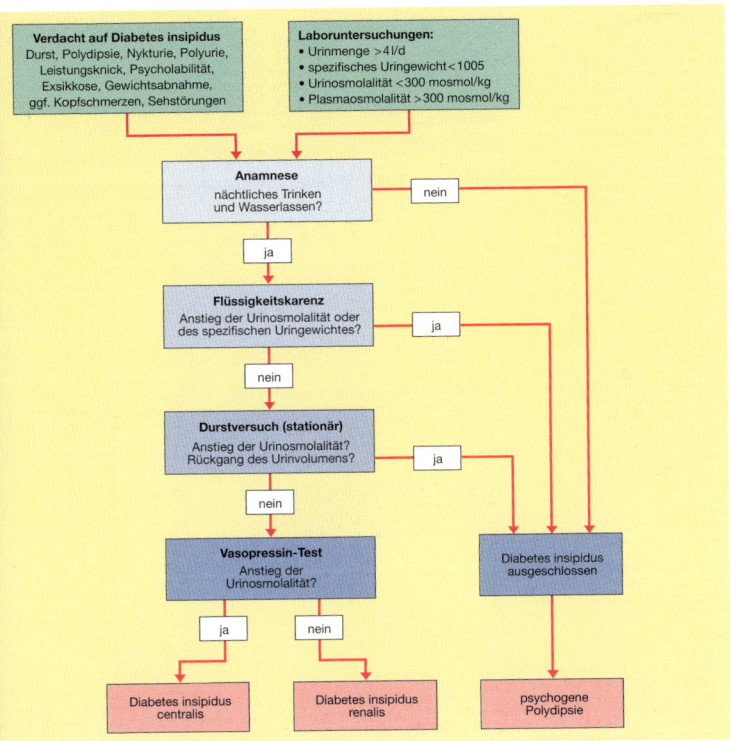

Abb. 9-3 Diagnostisches Vorgehen bei **Verdacht auf Diabetes insipidus**

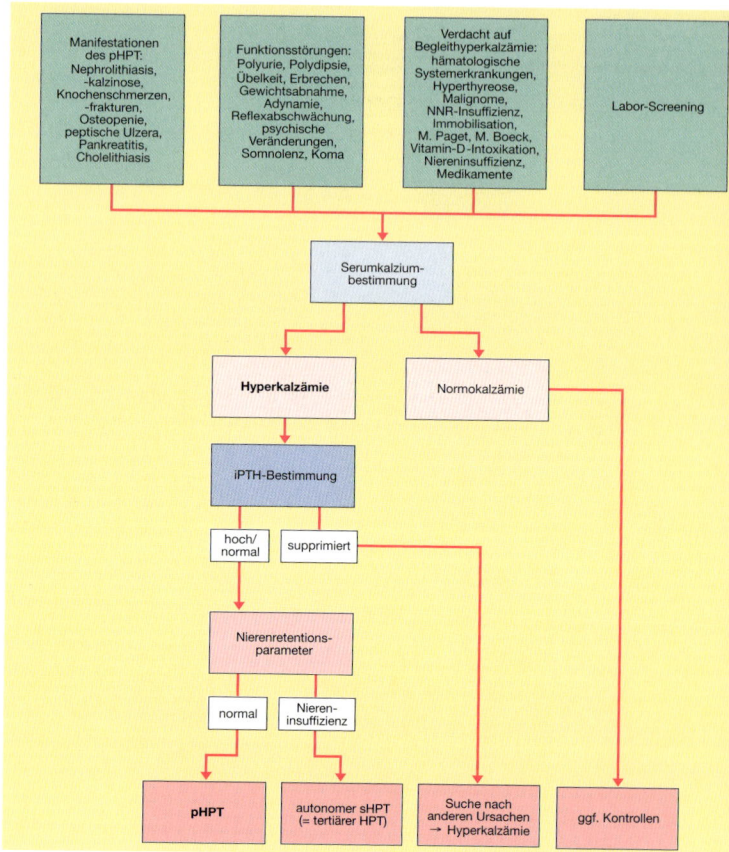

Abb. 9-4   Diagnostik bei **Hyperkalzämie** (iPTH: intaktes Parathormon; pHPT: prim. Hyperparathyreoidismus; sHPT: sek. Hyperparathyreoidismus)

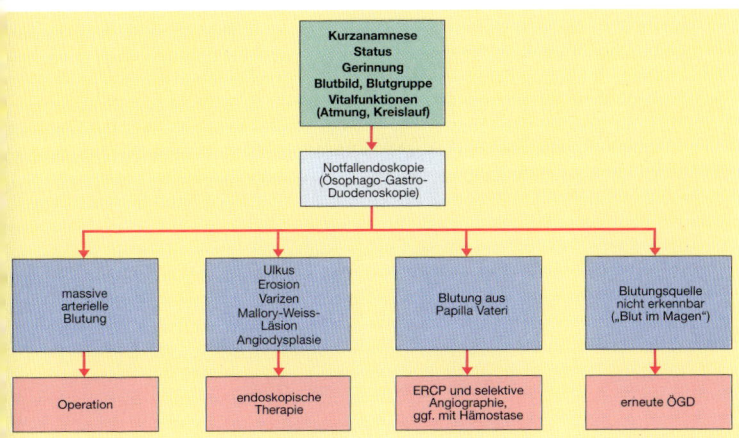

Abb. 10-1 Notfalldiagnostik bei **Bluterbrechen** (ERCP: endoskopische, retrograde Choleangiopankreatikographie; ÖGD: Ösophago-Gastro-Duodenoskopie)

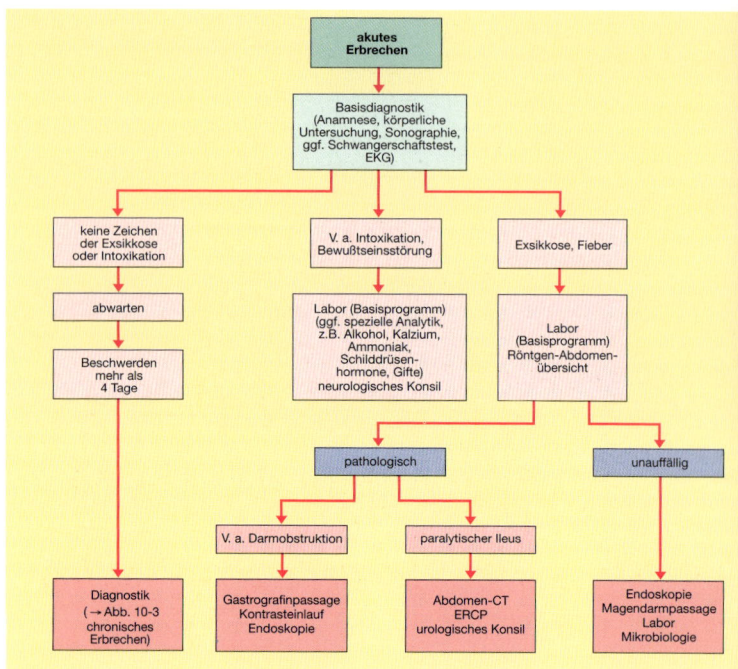

Abb. 10-2 Diagnostisches Vorgehen bei **akutem Erbrechen** (endoskopische, retrograde Choleangiopankreatikographie)

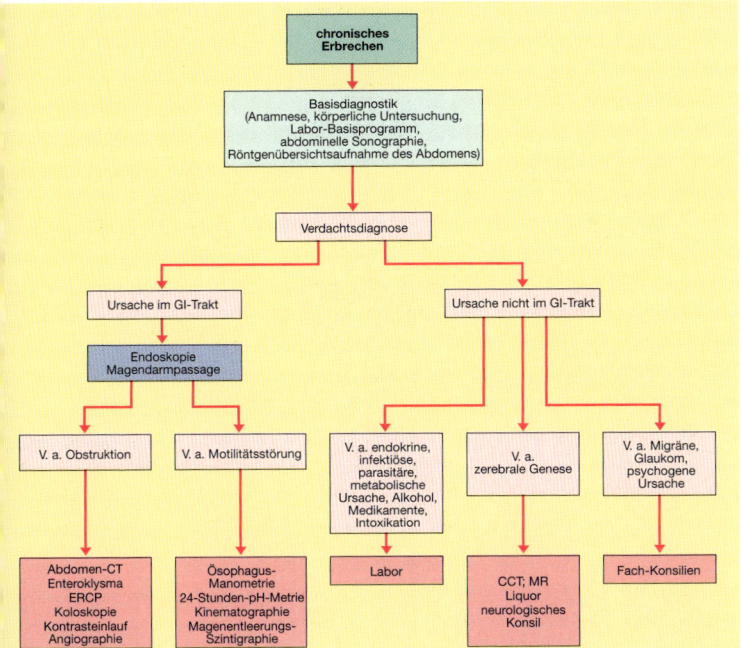

Abb. 10-3 Stufendiagnostik bei **chronischem Erbrechen** (GI-Trakt: Gastrointestinaltrakt; ERCP: endoskopische, retrograde Choleangiopankreatikographie; CCT: craniales Computertomogramm; MR: Magnetresonanztomogramm)

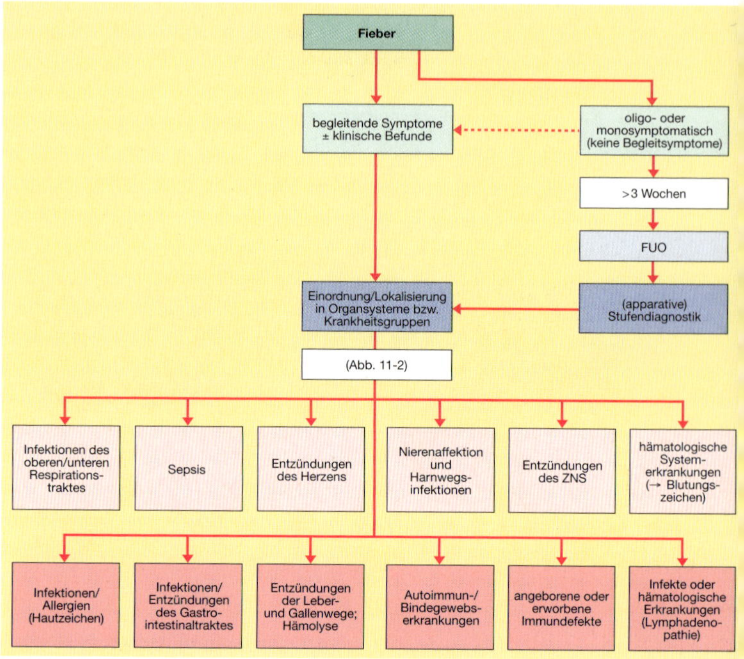

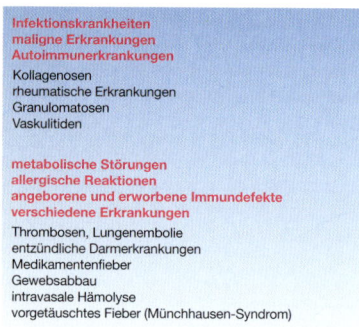

Abb. 11-1 Diagnostisches Vorgehen bei **Fieber** (FUO: fever of unknown origin; ZNS: zentrales Nervensystem)

Infektionskrankheiten
maligne Erkrankungen
Autoimmunerkrankungen

Kollagenosen
rheumatische Erkrankungen
Granulomatosen
Vaskulitiden

metabolische Störungen
allergische Reaktionen
angeborene und erworbene Immundefekte
verschiedene Erkrankungen

Thrombosen, Lungenembolie
entzündliche Darmerkrankungen
Medikamentenfieber
Gewebsabbau
intravasale Hämolyse
vorgetäuschtes Fieber (Münchhausen-Syndrom)

Abb. 11-2 Übersicht über Krankheitsgruppen, die mit **Fieber** einhergehen können

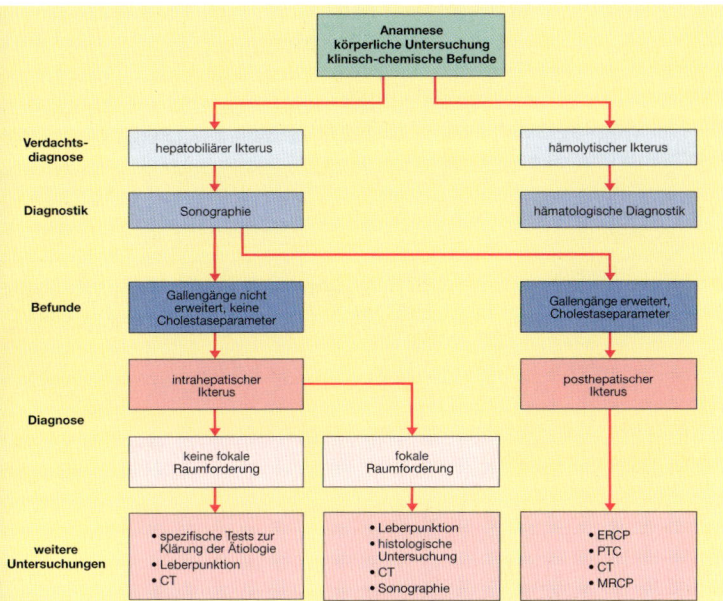

Abb. 12-1 Plan für eine stufenweise Diagnostik bei **unklarer Gelbsucht**
(CT: Computertomogramm; ERCP: endoskopische, retrograde Choleangio-
pankreatikographie; PTC: perkutane, transhepatische Choleangiographie;
MRCP: MR-Choleangiographie)

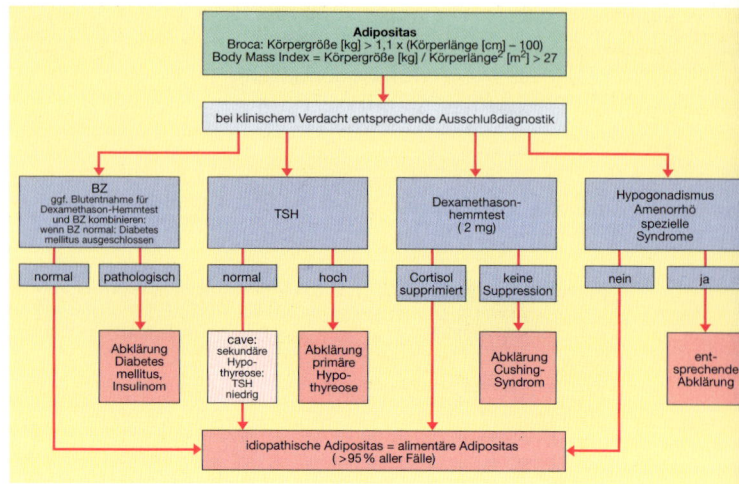

Abb. 13-1   Diagnostischer Weg bei **Adipositas** (BZ: Blutzucker; TSH: Thyroidea-stimulierendes-Hormon)

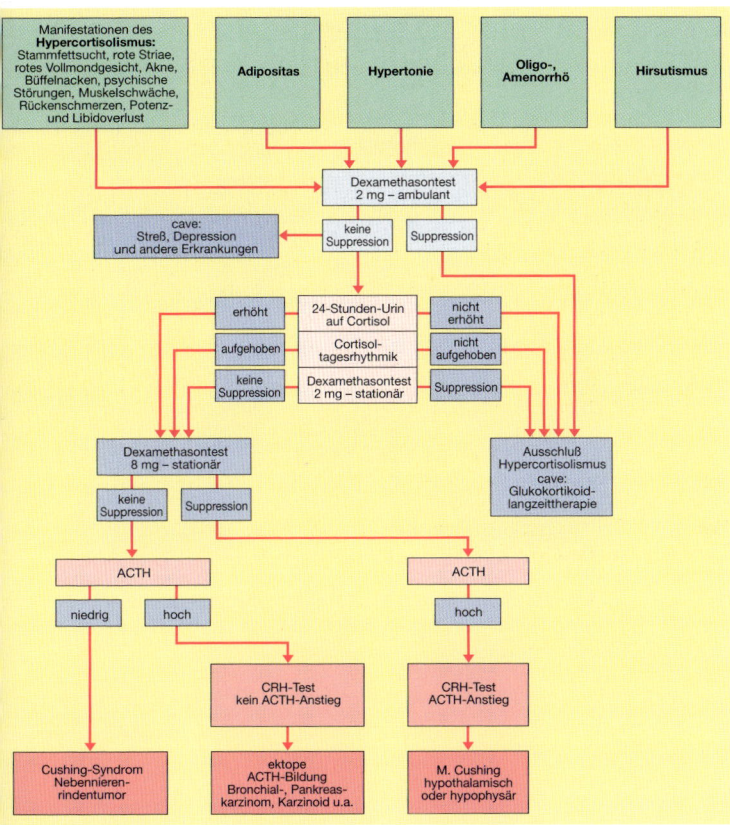

Abb. 13-2   Diagnostik bei **Verdacht auf Hypercortisolismus**
(ACTH: adrenokortikotropes Hormon; CRH: Corticotropin-Releasing-Hormon)

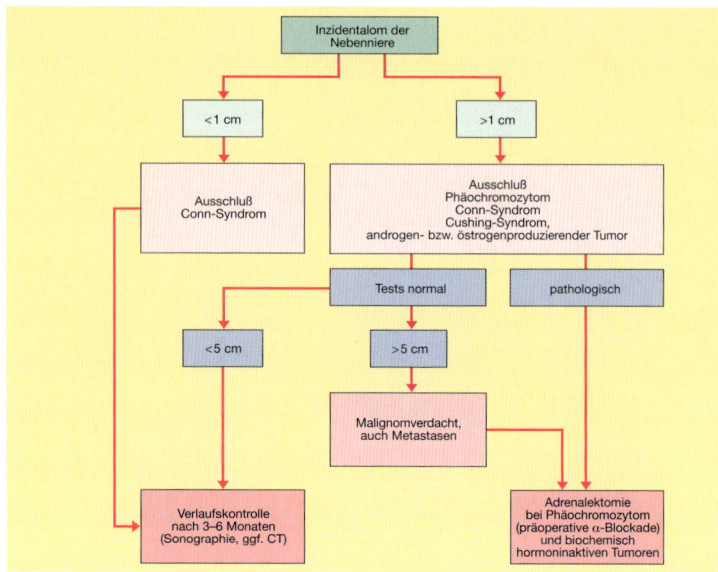

Abb. 13-3 Diagnostischer Weg bei **Inzidentalom der Nebenniere:** Definitions-gemäß handelt es sich um zufällig gefundene, klinisch stumme Tumoren, deren Größe im CT festgelegt wird

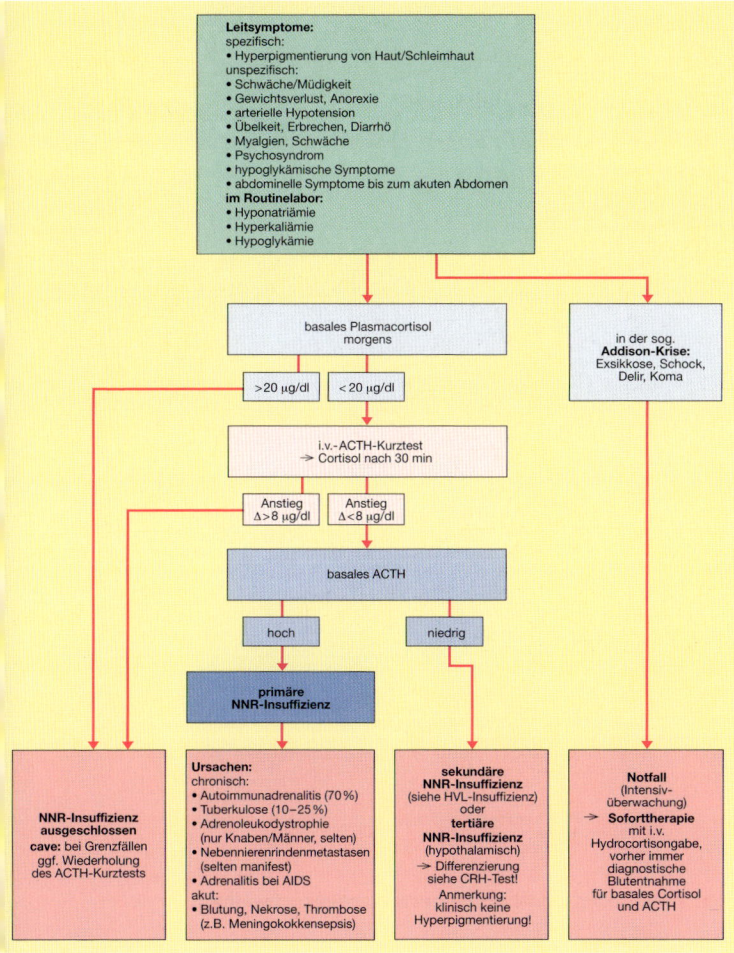

Abb. 13-4 Der diagnostische Weg bei **Verdacht auf Morbus Addison** bzw. bei Verdacht auf eine **Addison-Krise** (ACTH: adrenokortikotropes Hormon; NNR: Nebennierenrinde; CRH: Corticotropin-Releasing-Hormon; HVL: Hypophysenvorderlappen)

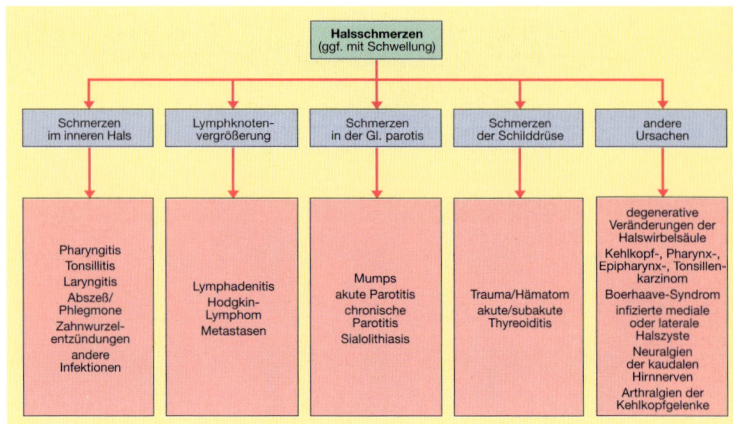

Abb. 14-1　Diagnostik bei **Halsschmerzen**

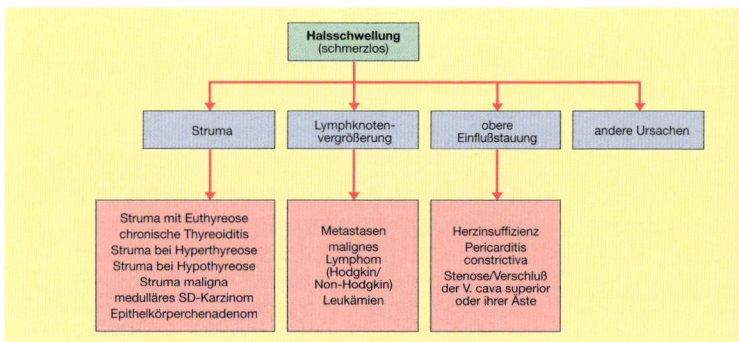

Abb. 14-2　Diagnostik bei **schmerzloser Halsschwellung**

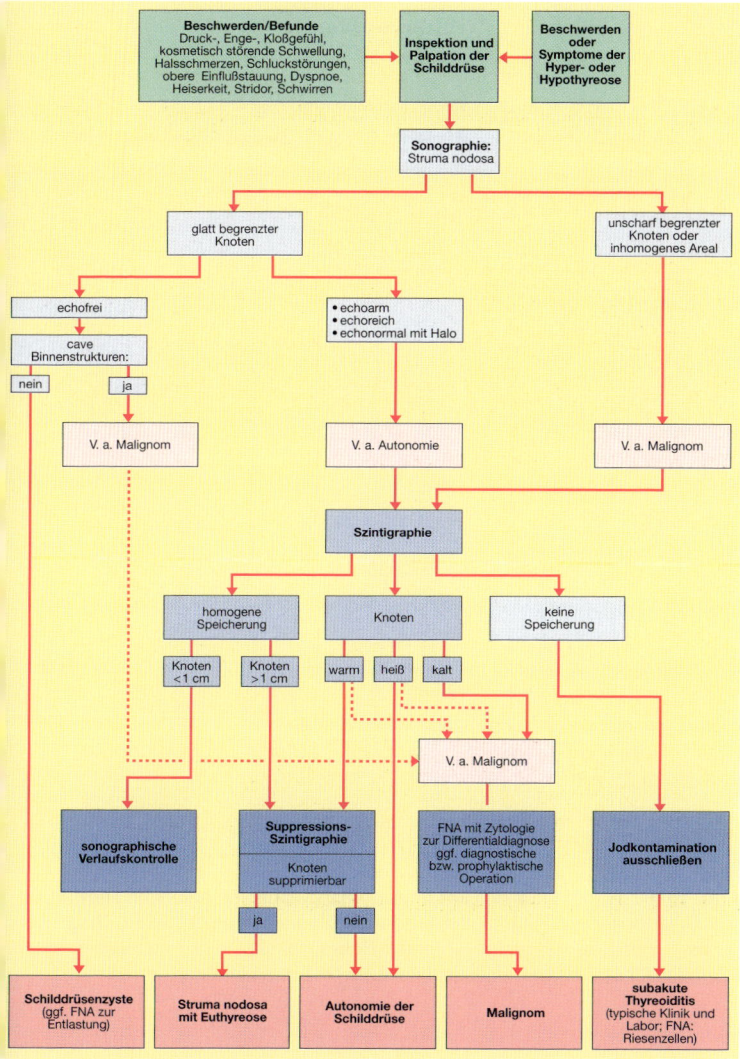

Abb. 14-3 Die Schritte der **Strumadiagnostik** (FNA: Feinnadelaspiration)

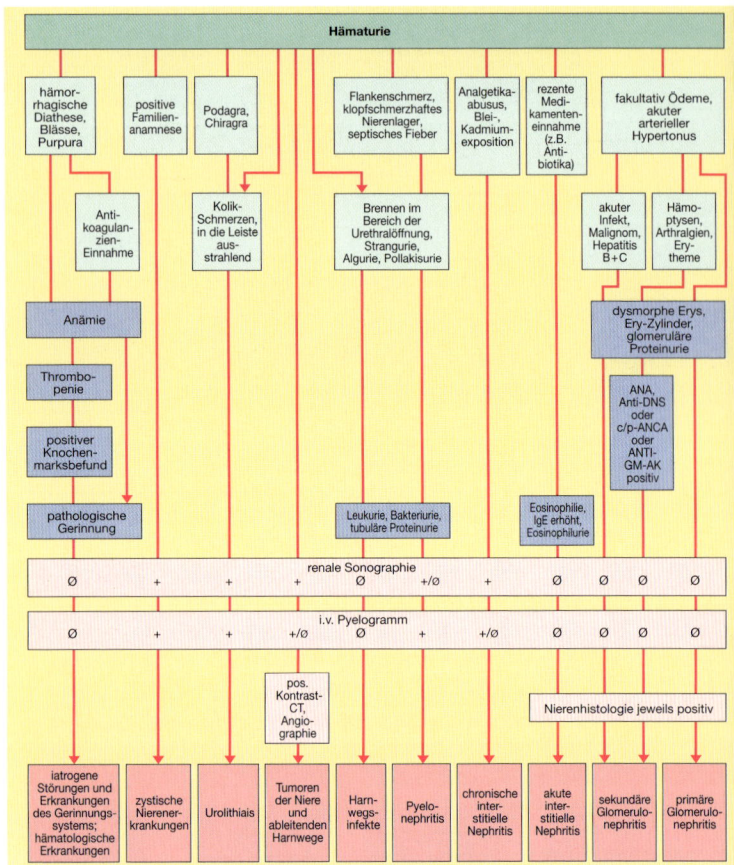

Abb. 15-1 Algorithmus des Diagnosevorganges bei Patienten mit **Hämaturie** (+ = Diagnosesicherung bzw. zur Diagnose führender Befund; +/∅ = Diagnosesicherung bzw. zur Diagnose führender Befund fakultativ; ∅ = kein spezifischer diagnostischer Wert, außer Ausschluß anderer Erkrankungen)

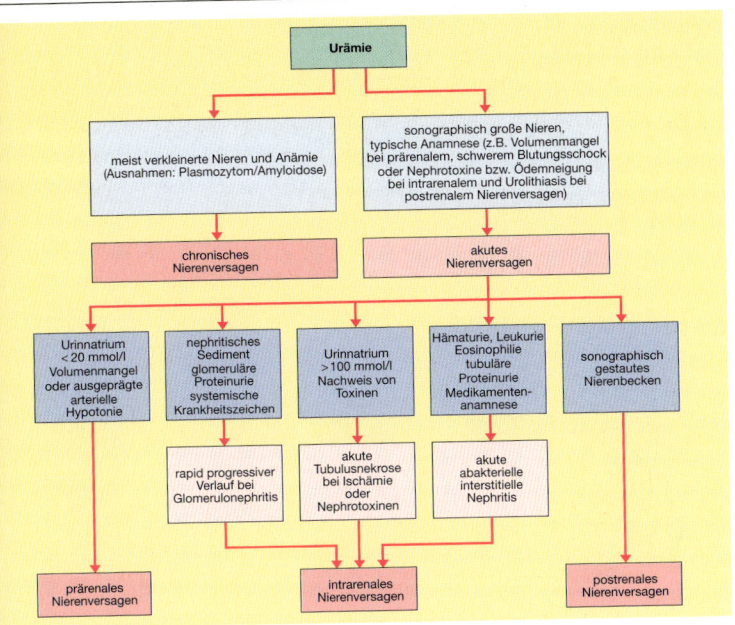

Abb. 15-2 Differentialdiagnostisches Vorgehen bei **Verdacht auf ein urämisches Syndrom**

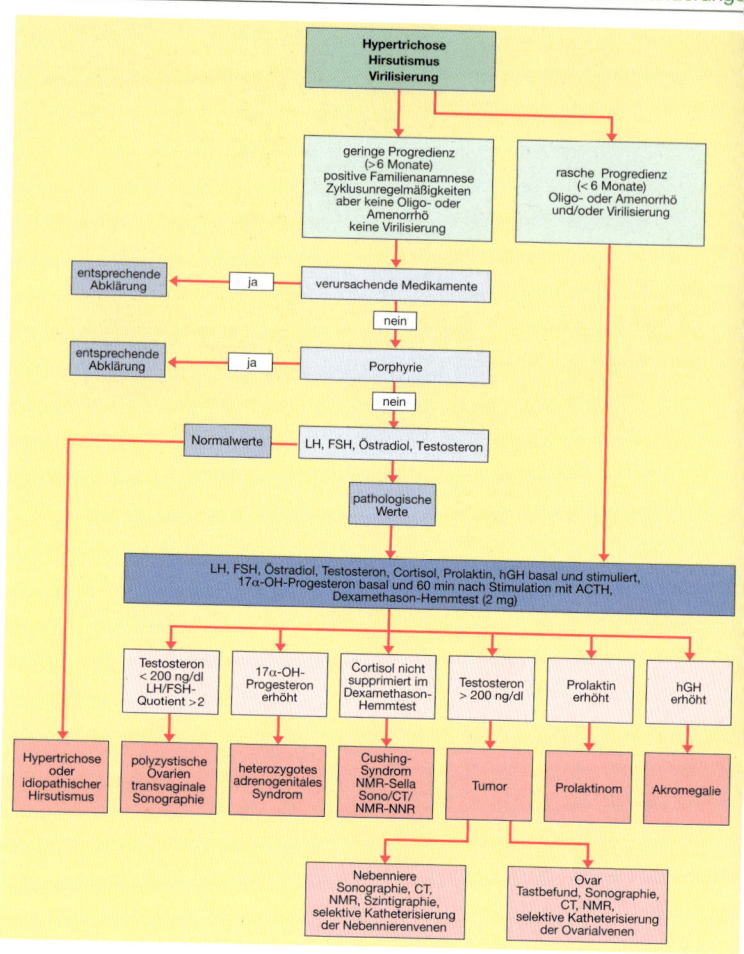

Abb. 16-1   Differentialdiagnose der **Hypertrichose,** des **Hirsutismus** und der **Virilisierung** (LH: Luteinisierungshormon; FSH: follikelstimulierendes Hormon; hCG: humanes Choriongonadotropin; ACTH: adrenokortikotropes Hormon; NMR-NNR: nukleares Magnetresonanztomogramm der Nebennierenrinde)

Typ	Charakteristika	Ursachen
Sinustachykardie	allmählicher Beginn	physiologisch funktionell Fieber, Anämie, Volumenmangel Hyperthyreose Guillain-Barré-Syndrom Medikamente
Vorhofflimmern	unregelmäßige RR-Abstände	Arterielle Hypertonie Koronare Herzerkrankung Herzinsuffizienz Mitralvitium Hyperthyreose (ist immer auszuschließen) WPW-Syndrom
Vorhofflattern	meist 4:1- oder 2:1-Überleitung Typische Flatterfrequenz: 300 ± 20 Schläge/Minute	Kreisende Erregung im rechten Vorhof in der Nähe des Trikuspidalklappenrings meist bei organischer Herzerkrankung häufig Übergang in Vorhofflimmern
AV-Knoten-Reentry	Vorhöfe simultan zur Kammer aktiviert	Reentry im Bereich des AV-Knotens
WPW-Syndrom	Deltawelle während Sinusrhythmus	akzessorische Bahn (Kent-Bündel)
AV-Reentry-Tachykardie (orthodrom)	normaler QRS-Komplex sowie retrograde P-Wellen im frühen ST-Segment	
Vorhofflimmern	unregelmäßige RR-Intervalle bei wechselnd breiten QRS-Komplexen	
Antidrome Tachykardie	maximale Präexzitation (formal nicht von Kammertachykardie zu unterscheiden)	
Atriale Tachykardie	häufig allmählicher Frequenzanstieg	ektoper atrialer Fokus, bei 2:1-AV-Blockierung an Digitalisintoxikation denken
Mahaim-Syndrom (selten)	(Antidrome) Tachykardie mit Linksschenkelblock-Bild gehäuftes Vorkommen bei Ebstein-Syndrom	atypische rechtslaterale akzessorische Bahn (nur antegrade Leitung)
Permanente junktionale reziprokierende Tachykardie (PJRT) (selten)	negative P-Wellen (in Ableitung II, III und aVF) vor dem QRS-Komplex, häufig rhythmogene Insuffizienz!	atypische posteroseptale akzessorische Bahn (nur retrograde Leitung)

Abb. 17-1   Differentialdiagnose der **supraventrikulären Tachykardien**

	Ursachen
Sinusknoten-Syndrom („Sick-Sinus-Syndrom")	häufig keine spezifische Ursache eruierbar; im höheren Alter oft isolierte Ruhebradykardie; Ausschluß extrakardialer Ursachen wie erhöhter Vagotonus spezifische Ursachen Amyloidose Hypothyreose Fortgeschrittene Lebererkrankungen Typhus Bruzellose Hypoxie Hyperkapnie akute Hypertonie iatrogen (bradykardisierende Medikamente)
AV-Block II. Grades	Myokardinfarkt Koronarspasmus (insbesondere rechte Koronararterie) virale Myokarditis akutes rheumatisches Fieber Borreliose Infektiöse Mononukleose Sarkoidose Amyloidose Diphtherische Myokarditis
AV-Block II. Grades Typ Wenckebach	akuter Hinterwandinfarkt Überdosierung von: Digitalis Betablocker Calciumantagonisten Vagotonie (Leistungssportler, nächtliche Vagotonie bei Normalpersonen)
AV-Block II. Grades Typ Mobitz	anteroseptaler Myokardinfarkt Idiopathische Fibrose des Erregungsleitungssystems (meist in Verbindung mit einer Schenkelblockbildung): a) isolierter Befall des Leitungssystems (Lenegre's disease) b) Fibrosierung und Kalzifizierung des fibrösen Herzskeletts mit Befall der Aorten- und Mitralklappe sowie des membranösen Septums (Lev's disease)
AV-Block III. Grades	kongenitale Form, die meist mit Blockierung des AV-Knotens, Ersatzrhythmus von 40–55 Schlägen/Minute mit schmalem Kammerkomplex und ausreichendem Frequenzanstieg bei Belastung bzw. auf Atropingabe einhergeht distale Form mit Ersatzrhythmus mit breitem Kammerkomplex und Frequenzen unter 40 Schlägen/Minute
Bradyarrhythmie	Teil des Sinusknoten-Syndroms
Guillain-Barré-Syndrom	Befall der autonomen Herznerven im Rahmen der Polyneuropathie (→ Abb. 17-1)
Funktionelle Formen: **Karotissinus-Syndrom**	Kardioinhibitorischer Typ: Suppression des Sinusknotens Vasodepressorischer Typ: Erniedrigung des Gefäßtonus
Vasovagale Synkope	(Sportler, Schlaf, Erbrechen)
Vagotonie	

Abb. 17-2   Differentialdiagnose der **Bradykardien**

Kontext	Vorkommen	Mechanismus
Sinustachykardie	Aufregung, starke körperliche Belastung	physiologisch
	Fieber, Anämie	kompensatorische Steigerung des Schlagvolumens
	Endokarditis	funktionelle Steigerung des Schlagvolumens
	Hyperthyreose,	kompensatorische Steigerung der Herzfrequenz
	Lungenembolie,	
	Herzinsuffizienz,	
	Phäochromozytom,	
	Guillain-Barré-Syndrom	
	Hypoglykämie	Katecholaminausschüttung bzw. Sympathikus-
	Medikamente (Theophyllin, β_2-Sympathomi-	aktivierung
	metika, Thyroxin, Ca-Antagonisten vom Nife-	
	dipin-Typ)	
Unregelmäßiger Herzschlag	Schlag nach postextrasystolischer Pause	vermehrte Füllung der Ventrikel in der verlängerten
	Bradykarde Phasen bei absoluter Arrhythmie	Diastole
	Verlust der AV-Sequenz bei AV-Block	Cannon-Welle: Kontraktion der Vorhöfe gegen die
	III. Grades bzw. VVI-Stimulation	geschlossenen AV-Klappen (z. B. bei ventrikulo-
		atrialer Leitung, AV-Dissoziation, Schrittmachersyn-
		drom
Normofrequenter Herzschlag	Shunt (Vorhofseptumdefekt, periphere arterio-	kompensatorische Steigerung des Schlagvolumens
	venöse Fistel, offener Ductus Botalli)	
	Mitralklappenprolaps	geändertes Schließungsverhalten der Mitralklappe
	Mitralinsuffizienz	vermehrtes Schlagvolumen bei vermindertem Vor-
	Aorteninsuffizienz	wärts-Anteil
		vermehrtes Vorwärts-Schlagvolumen
Funktionelle kardiovaskuläre Störung	evtl. in Verbindung mit Hyperventilation*	zugunsten des Sympathikus veränderte sympatho-
	Angstneurose, Depression, Menopause	vagale Balance bei normaler Struktur und Funktion
		des Herzens
Tachykardie	supraventrikuläre Tachykardien (meist	abgesehen vom Substrat für Tachykardie (z. B. ak-
	Palpitationen)	zessorische Bahn) meist keine weitere organische
		Erkrankung des Herzens
	ventrikuläre Tachykardien (oft keine	häufig „Reentry"-Tachykardien auf dem Boden
	Palpitationen)	eines Myokardinfarkts

* Synonyme: hyperkinetisches Herzsyndrom, DaCosta-Syndrom, psychovegetative Beschwerden, „soldiers heart", „effort syndrome"

Abb. 17-3   Differentialdiagnose der **Palpitationen**

Diagnostische Maßnahme	Typische, wegweisende Befunde
Allgemeine Diagnostik	
Anamnese	
Auftreten bei Belastung	katecholaminabhängige Herzrhythmusstörungen
Auftreten in der Nacht	vagal induziertes Vorhofflimmern
Auftreten nach Alkoholexzeß	Vorhofflimmern („holiday heart syndrome")
Medikamenten-Anamnese	
Diuretika	Hypokaliämie, Hypomagnesiämie → Torsade de pointes
Drogen (Ecstasy, Cocain)	katecholamininduzierte Herzrhythmusstörungen
Digitalis, β-Blocker	
Ca-Antagonisten vom	Bradykardie
Verapamiltyp	
Antiarrhythmika	eventuell QRS-Verbreiterung, QT-Verlängerung
Inspektion/Palpation/Auskultation	
Echokardiographie	dilatative Kardiomyopathie → VT; hypertrophische Kardiomyopathie → VT
Laevokardiographie	Aneurysma nach Myokardinfarkt → VT
Dextrokardiographie	rechtsventrikuläre Dysplasie → VT
Koronarangiographie	koronare Herzkrankheit → VT, ischämische VT bzw. VF
Kernspintomographie	rechtsventrikuläre Dysplasie → VT
Myokardszintigraphie	Nachweis einer Ischämie → VT, VF
MIBG-Szintigraphie des Herzens	inhomogene sympathische Innervation → QT-Syndrom, nach Myokardinfarkt
Allgemeine Rhythmusdiagnostik	
Ruhe-EKG	ST-Depression → Ischämie, Δ-Welle: WPW-Syndrom, QT-Verlängerung: QT-Syndrom
Monitor-Überwachung	zahlreiche VES bzw. nichtanhaltende VT als Marker für erhöhtes Risiko für VT bzw. Kammerflimmern
Langzeit-EKG	Nachweis von paroxysmalen Tachykardien. Supraventrikuläre Tachykardien können von den ventrikulären meist aufgrund der QRS-Breite abgegrenzt werden. Die Differenzierung der verschiedenen supraventrikulären Tachykardien ist nur bei guter Darstellung der P-Wellen möglich.
Belastungs-EKG	idiopathische Tachykardie aus dem rechtsventrikulären Ausflußtrakt
Event-Rekorder	intermittierende Herzrhythmusstörungen
Spezielle Rhythmusdiagnostik	
QT-Analyse	abnorme Verlängerung der QT-Zeit nach langem Kopplungsintervall fehlende Verkürzung der QT-Zeit bei Frequenzanstieg → QT-Syndrom
Signalgemitteltes EKG	Nachweis von Spätpotentialen nach Myokardinfarkt bzw. rechtsventrikulärer Dysplasie → Korrelat für VT
Elektrophysiologische Untersuchung	
Programmierte Stimulation	Nachweis von induzierbaren Tachykardien, meist Reentry-Typ
Katecholamingabe	Nachweis von katecholaminabhängigen Rhythmusstörungen (z.B. frühe Nachdepolarisation mit Triggerung von Aktionspotentialen)

(MIBG: Metaiodbenzylguanidin, VT: ventrikuläre Tachykardie, VF: Kammerflimmern)

Abb. 17-4   Diagnostik bei **Herzrhythmusstörungen**

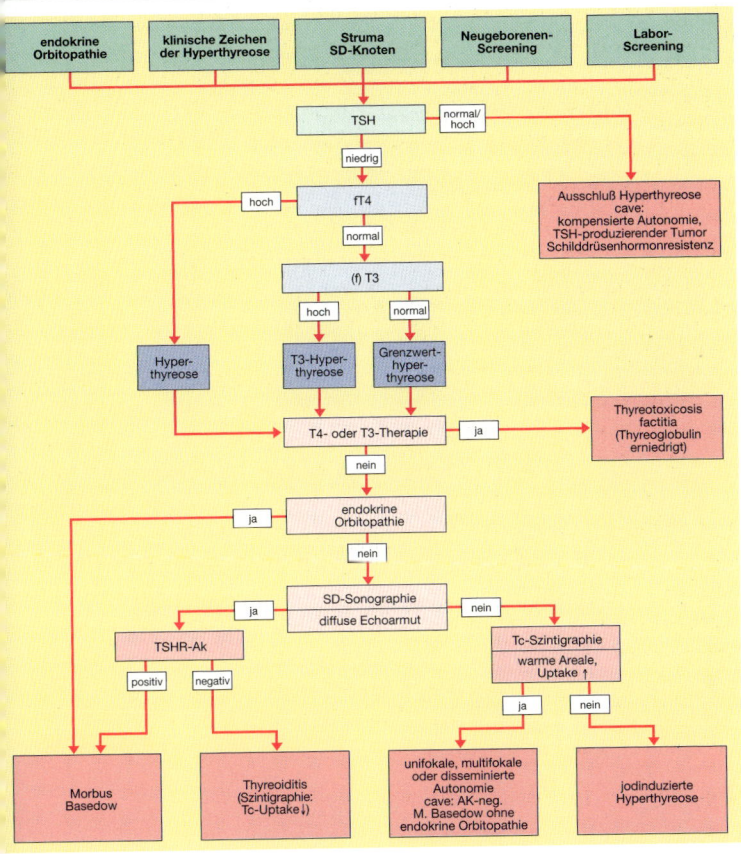

Abb. 17-5 Diagnostik bei **Verdacht auf Hyperthyreose** (TSH: Thyreoidea-stimulierendes-Hormon; fTH: freies Thyroxin; T3: Trijodthyronin; SD: Schilddrüse; TSHR-Ak: TSH-Rezeptor-Antikörper)

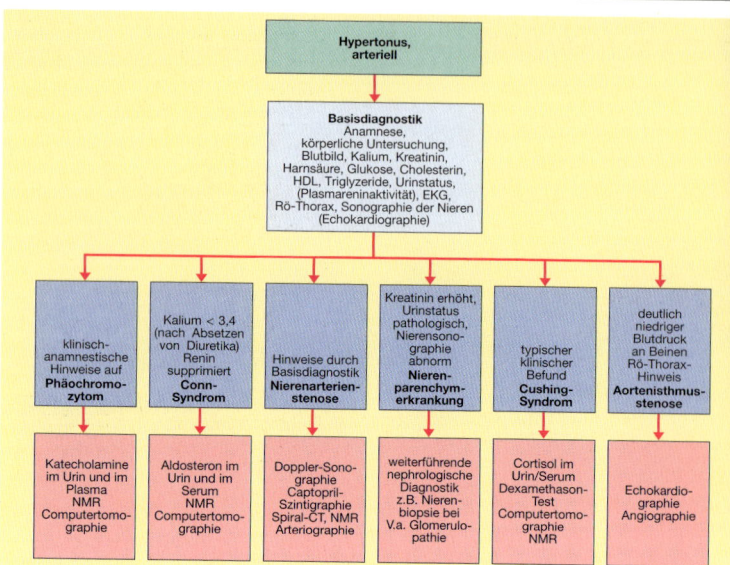

Abb. 18-1 Algorithmus zur Differentialdiagnose der **Hypertonie**

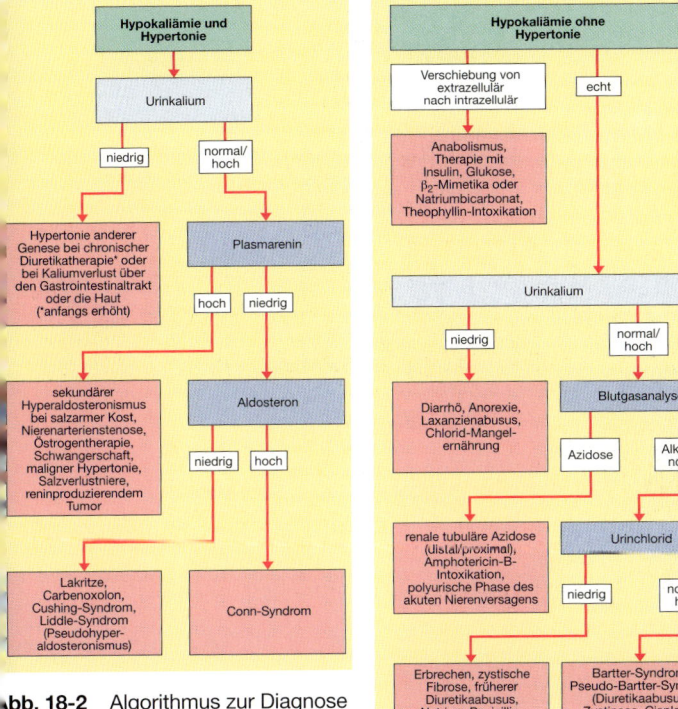

Abb. 18-2 Algorithmus zur Diagnose einer **Hypokaliämie**

Abb. 18-3 Algorithmus zur Diagnose einer **Hypokaliämie ohne Hypertonie**

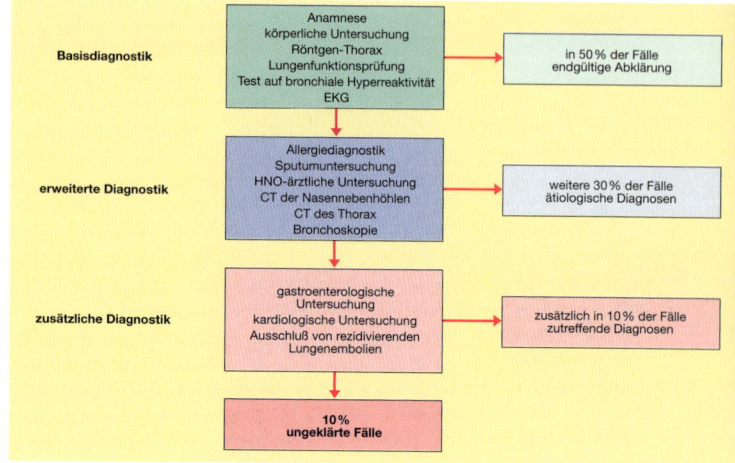

Abb. 19-1 Diagnostikprogramm zur Abklärung von **Husten**

Hypersekretion Dyskrinie mechanische Ursachen	Entzündungen	Extrathorakale Ursachen	Abnorm gesteigerter Hustenreflex[1]	ZNS
Bronchitis	Asthma bronchiale	Nasennebenhöhlen-	Asthma bronchiale	psychogene
Asthma bronchiale	Virusinfekte	affektionen	nach Virusinfekten	Husten
kardialer Husten	Pertussis	Mittelohrerkrankungen	nach Pertussis	
Bronchiektasie	interstitielle Lungen-	Kehlkopferkrankungen	interstitielle Lungen-	
Mukoviszidose	krankheiten	gastroösophagealer Reflux	krankheiten	
Bronchialkarzinom	Pneumonie	Therapie mit ACE-	idiopathischer Husten	
mediastinale Prozesse	Pleuritis	Hemmern		

[1] Ein abnorm gesteigerter Hustenreflex kann (nach Ausschluß eines hyperreagiblen Bronchialsystems) durch Inhalation von Capsaicinlösung nachgewiesen werden.

Abb. 19-2 Klinische **Hustenursachen**

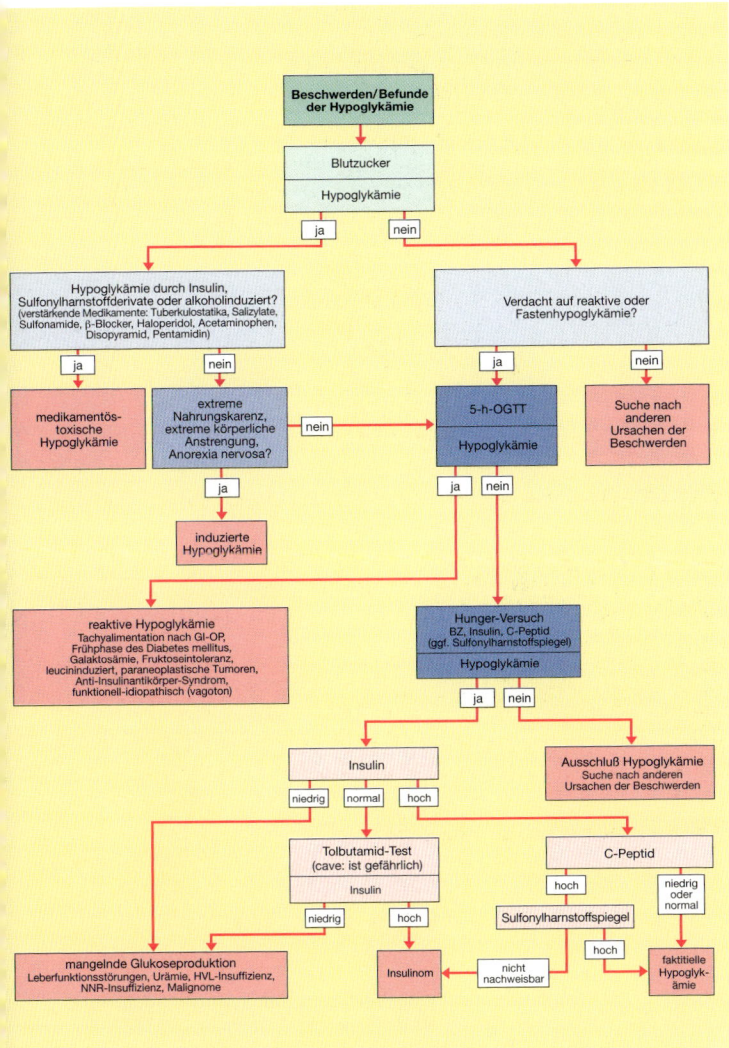

Abb. 20-1 Differentialdiagnose der **Hypoglykämie**

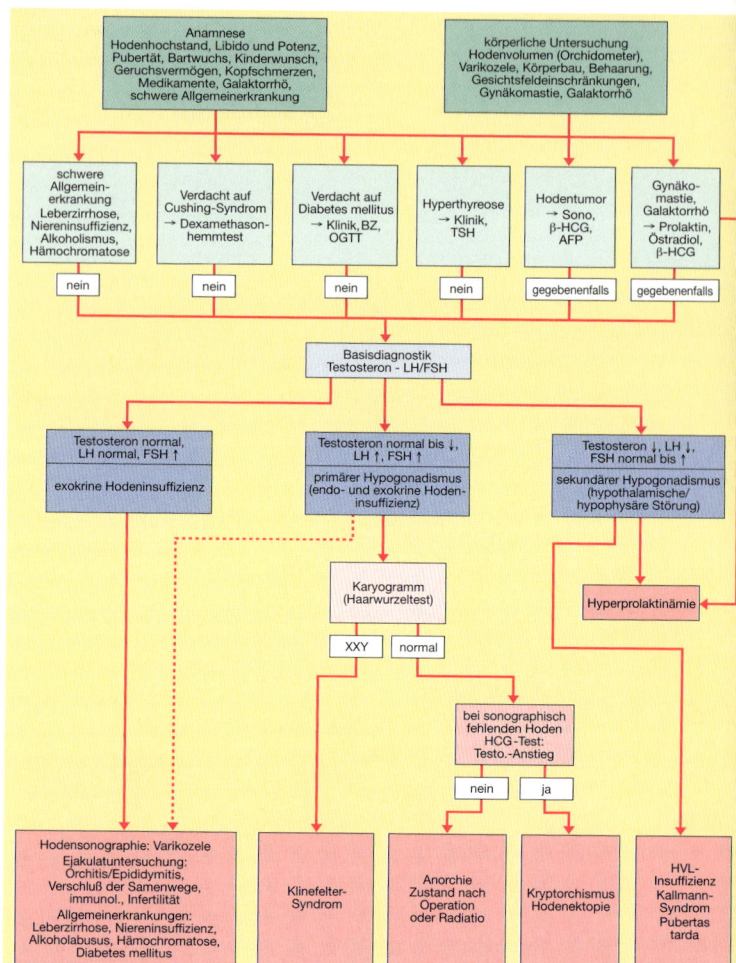

Abb. 21-1 Differentialdiagnostik bei **Verdacht auf Hypogonadismus** des Mannes (BZ: Blutzucker; OGTT: oraler Glukosetoleranztest; βHCG: β-humanes Choriogonadotropin; AFP: Alpha-1-Fetoprotein; LH: Luteinisierungshormon; FSH: follikelstimulierendes Hormon)

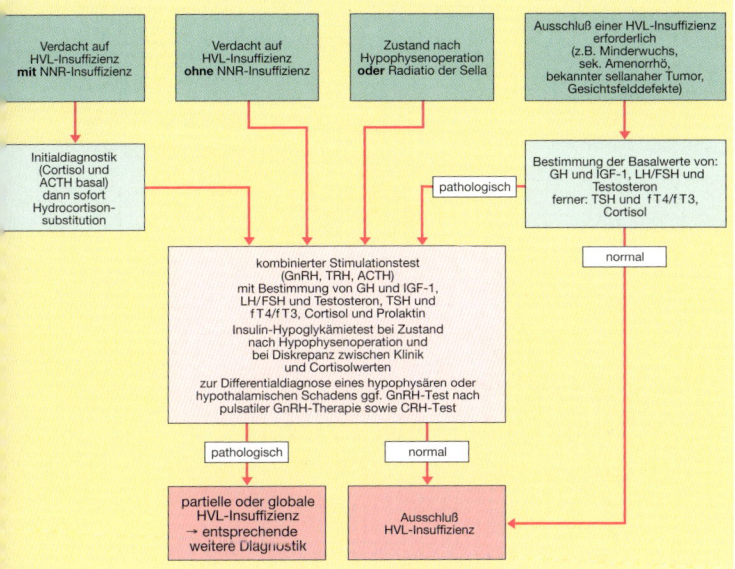

Abb. 21-2 Diagnostik der **Hypophysenvorderlappeninsuffizienz**

Pruritus ani	Pruritus vulvae	Kopfjucken	andere Lokalisation
übermäßige/fehlende Hygiene	übermäßige/fehlende Hygiene	übermäßige/fehlende Hygiene	systemische Ursachen
Oxyuren	Oxyuren	seborrhoische Dermatitis	Atopie
Dermatophyten	Trichomonaden	Psoriasis capitis	Kontaktdermatitis
Candida	Candida	Kontaktdermatitis	• irritierend
Kontaktdermatitis	Pedikulose	• irritierend	• allergisch
• irritierend	Kontaktdermatitis	• allergisch	Photodermatitis
• allergisch	• irritierend	psychogene Ursachen	Störung der Schweiß-
Proktitis	• allergisch		sekretion
Kolitis	Proktitis		Skabies
Enteritis	Zystitis/Urethritis		Pedikulose
Fisteln	Zervizitis		Intertrigo
Hämorrhoiden	Fluor		Varizen
Analprolaps	Urininkontinenz		chron. venöse Stauung
Rhagaden/Fissuren	Uterusprolaps		postphlebitisch
Mariske	Karzinome		
Tumoren	hormonell (Menses/Senium)		
psychogene Ursachen	psychogene Ursachen		
systemische Ursachen	systemische Ursachen		

Abb. 22-1 Ursachen eines lokalisierten Pruritus

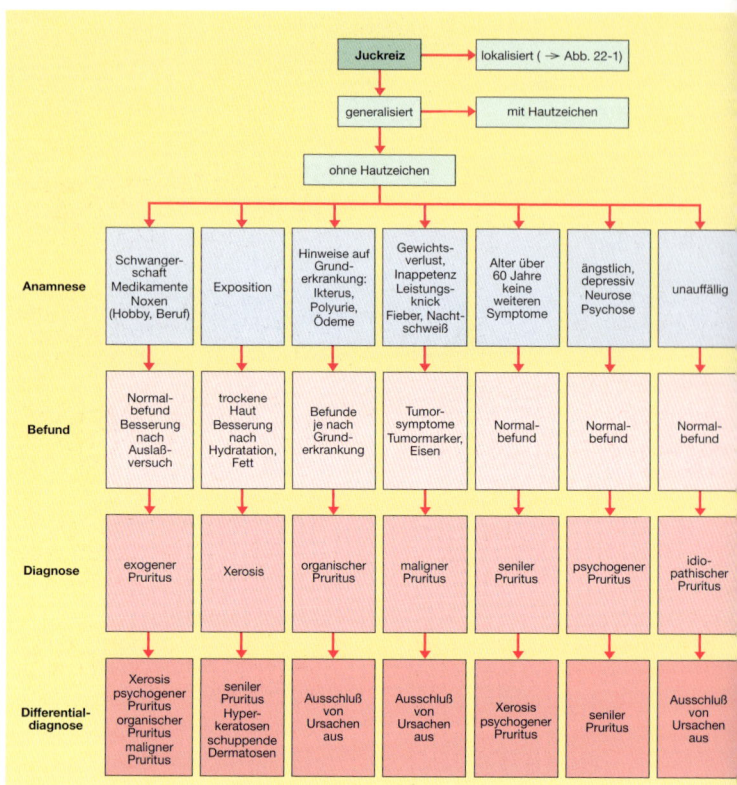

Abb. 22-2   Differentialdiagnostisches Vorgehen bei **Juckreiz**

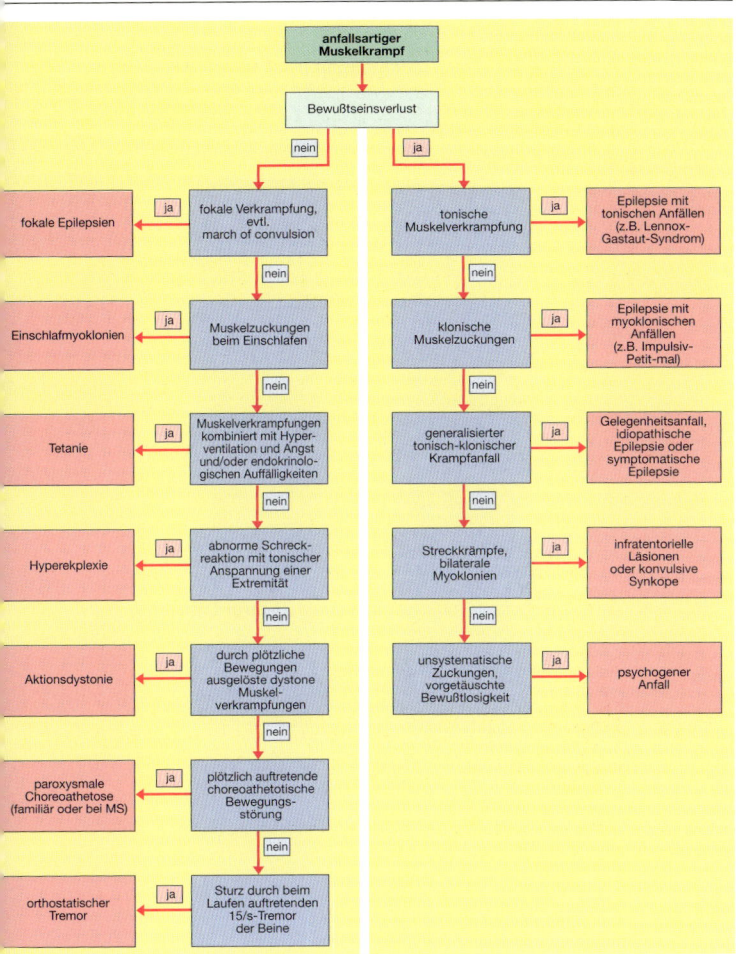

Abb. 23-1   Differentialdiagnose **anfallsartiger Muskelverkrampfungen**

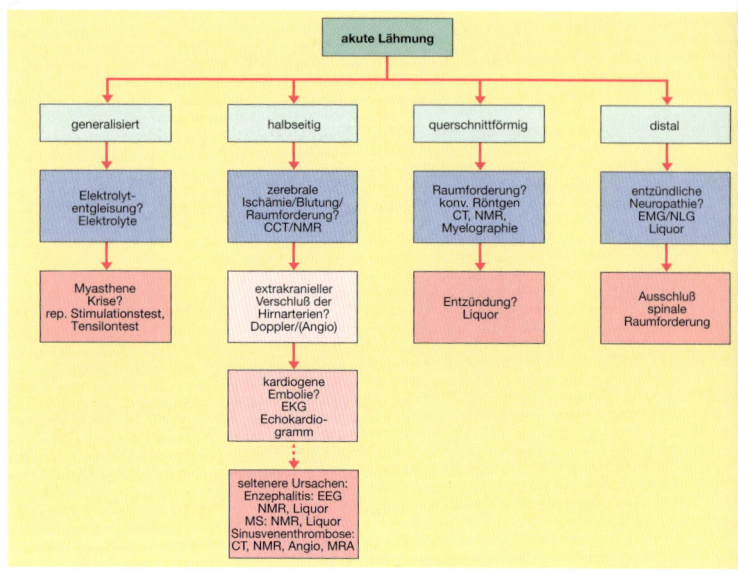

Abb. 24-1   Diagnostisches Vorgehen bei einer **akuten Lähmung**

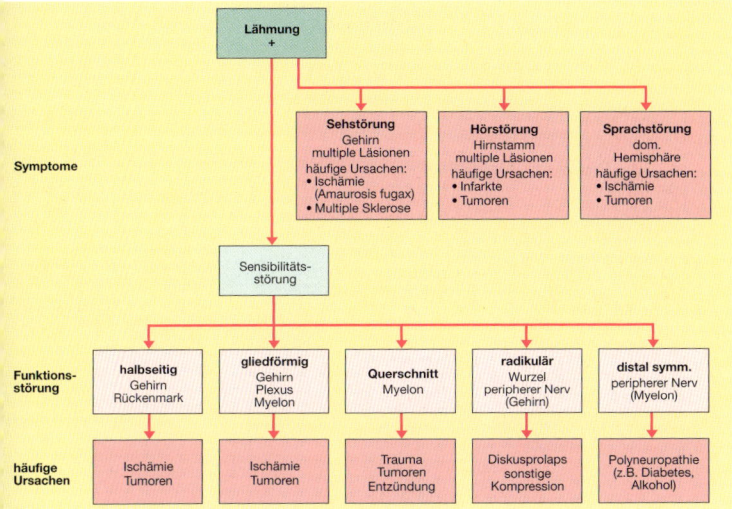

Abb. 24-2 Begleitsymptome bei Lähmungen

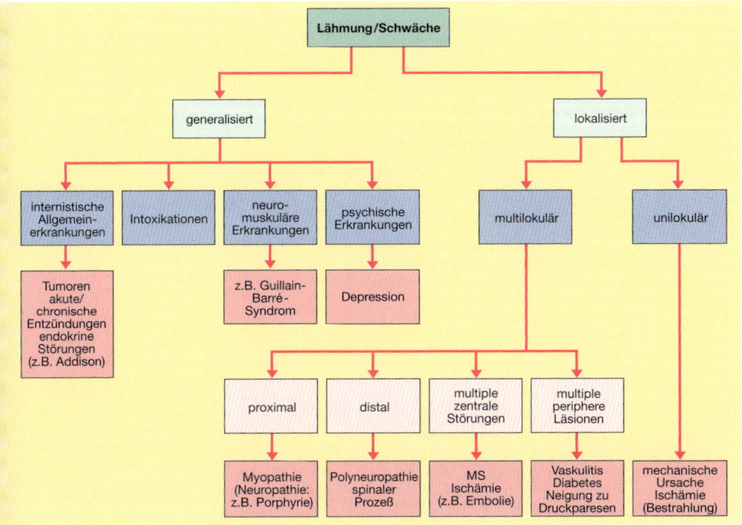

Abb. 24-3 Diagnostisches Vorgehen bei Lähmung/Schwäche

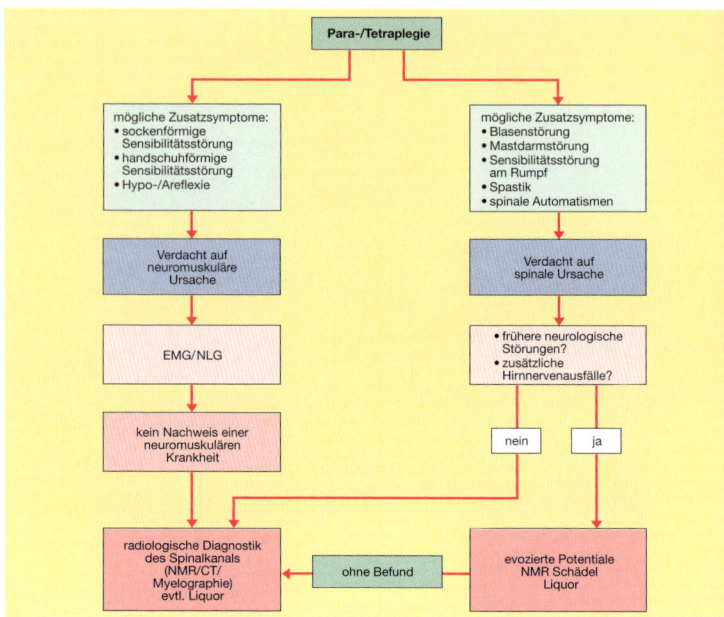

Abb. 24-4 Diagnostisches Vorgehen bei **Para-/Tetraplegie**

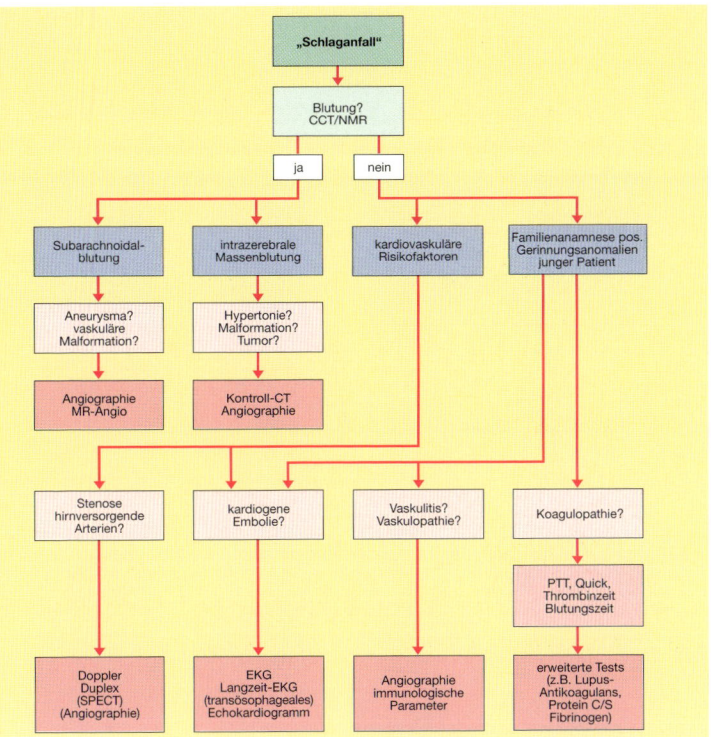

Abb. 24-5   Übersicht über den diagnostischen Weg bei **Schlaganfall**

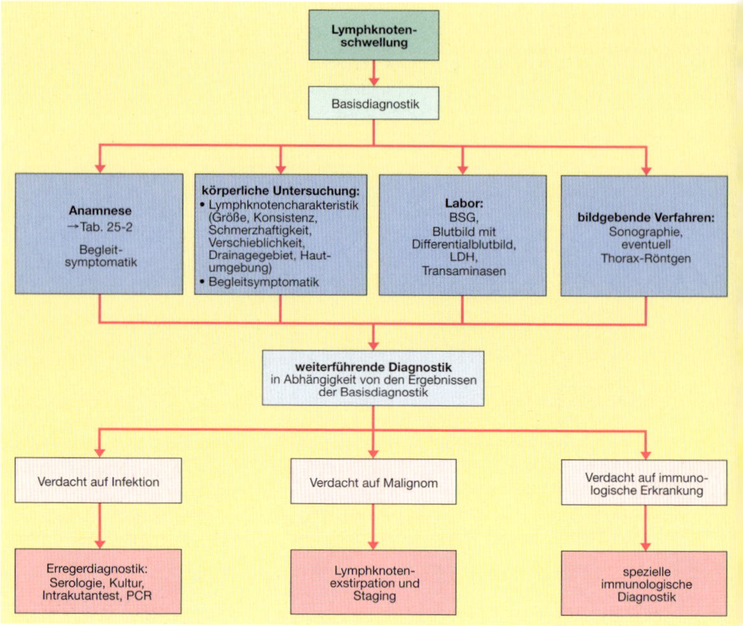

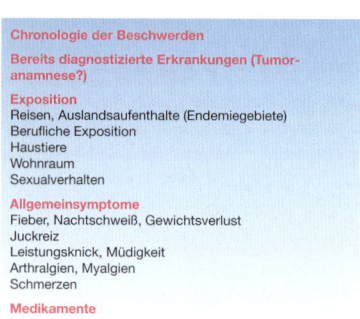

```
                    ┌─────────────────┐
                    │  Lymphknoten-   │
                    │  schwellung     │
                    └────────┬────────┘
                             │
                    ┌─────────────────┐
                    │ Basisdiagnostik │
                    └────────┬────────┘
```

| **Anamnese** →Tab. 25-2 Begleitsymptomatik | **körperliche Untersuchung:** • Lymphknotencharakteristik (Größe, Konsistenz, Schmerzhaftigkeit, Verschieblichkeit, Drainagegebiet, Hautumgebung) • Begleitsymptomatik | **Labor:** BSG, Blutbild mit Differentialblutbild, LDH, Transaminasen | **bildgebende Verfahren:** Sonographie, eventuell Thorax-Röntgen |

weiterführende Diagnostik
in Abhängigkeit von den Ergebnissen der Basisdiagnostik

| Verdacht auf Infektion | Verdacht auf Malignom | Verdacht auf immunologische Erkrankung |

| Erregerdiagnostik: Serologie, Kultur, Intrakutantest, PCR | Lymphknotenexstirpation und Staging | spezielle immunologische Diagnostik |

Abb. 25-1   Diagnostisches Vorgehen bei **Lymphknotenschwellungen**

Chronologie der Beschwerden

Bereits diagnostizierte Erkrankungen (Tumoranamnese?)

Exposition
Reisen, Auslandsaufenthalte (Endemiegebiete)
Berufliche Exposition
Haustiere
Wohnraum
Sexualverhalten

Allgemeinsymptome
Fieber, Nachtschweiß, Gewichtsverlust
Juckreiz
Leistungsknick, Müdigkeit
Arthralgien, Myalgien
Schmerzen

Medikamente

Abb. 25-2   Anamnese bei Patienten mit **unklaren Lymphknotenschwellungen**

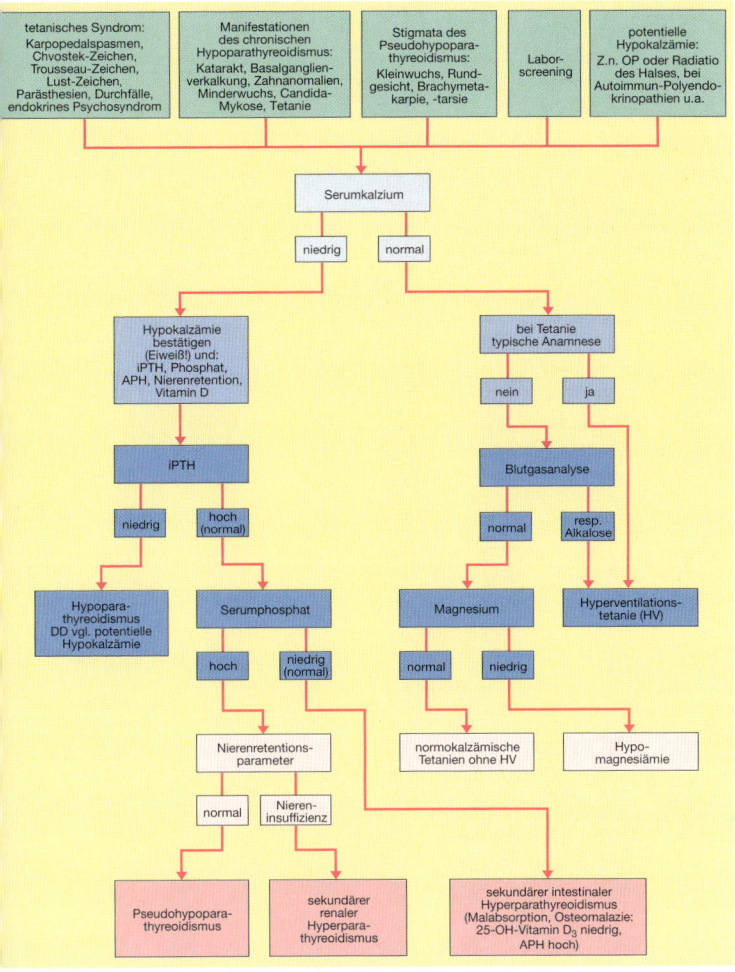

Abb. 26-1 Phänomene des **tetanischen Symptomkomplexes**

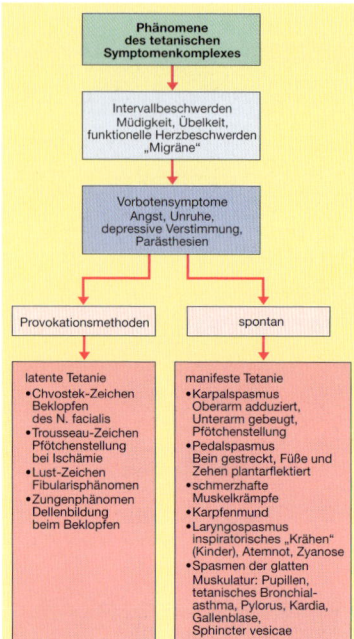

Abb. 26-2 Diagnostisches Vorgehen bei **Verdacht auf Tetanie bzw. Hypokalzämie**

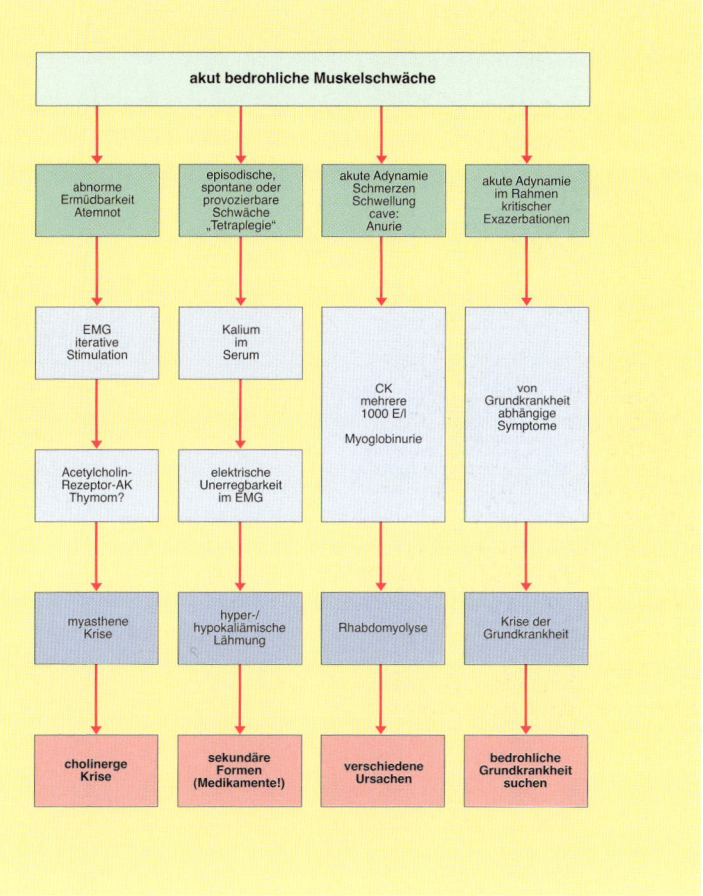

Abb. 27-1 Zusammenfassende Darstellung des Diagnosevorganges bei Muskelschwäche (EMG: Elektromyographie; CK: Kreatininkinase)

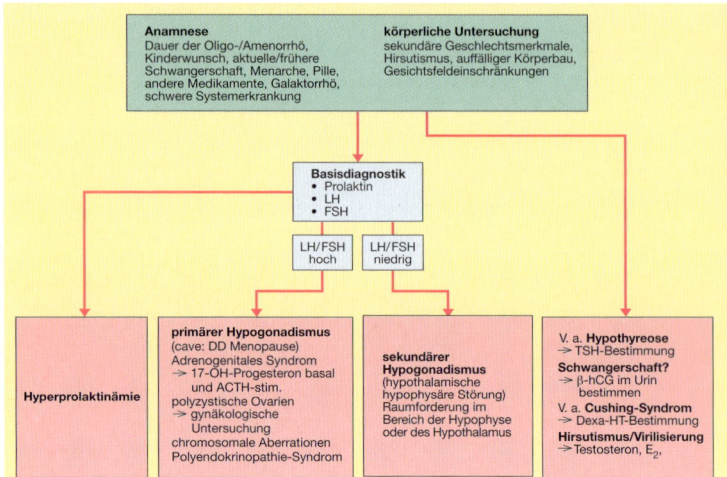

Abb. 28-1   Differentialdiagnose einer **Oligo- oder Amenorrhö**
(LH: Luteinisierungshormon; FSH: follikelstimulierendes Hormon;
βHCG: β-humanes Choriogonadotropin, E₂: Östradiol)

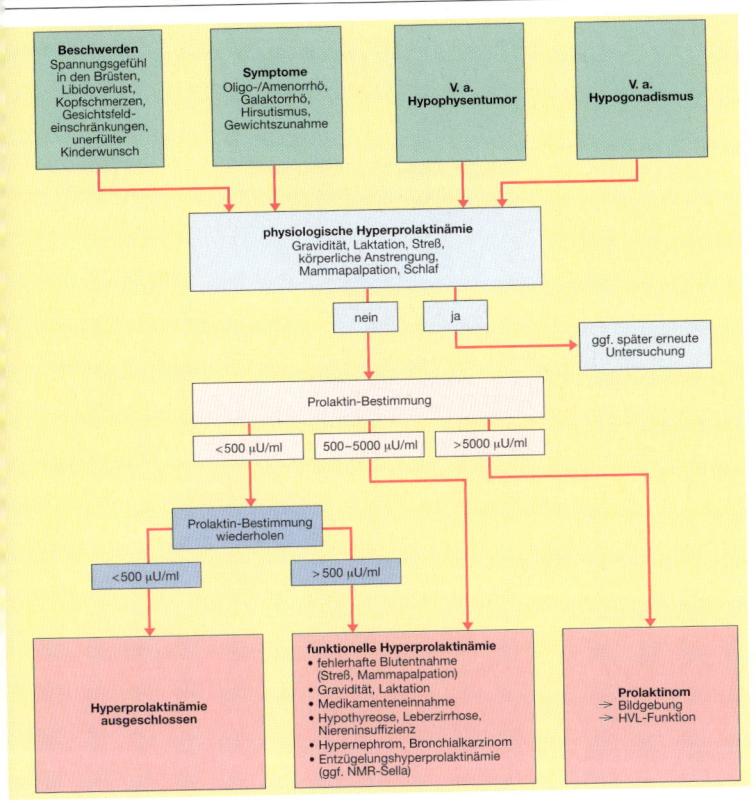

Abb. 28-2 Differentialdiagnose einer **Hyperprolaktinämie**

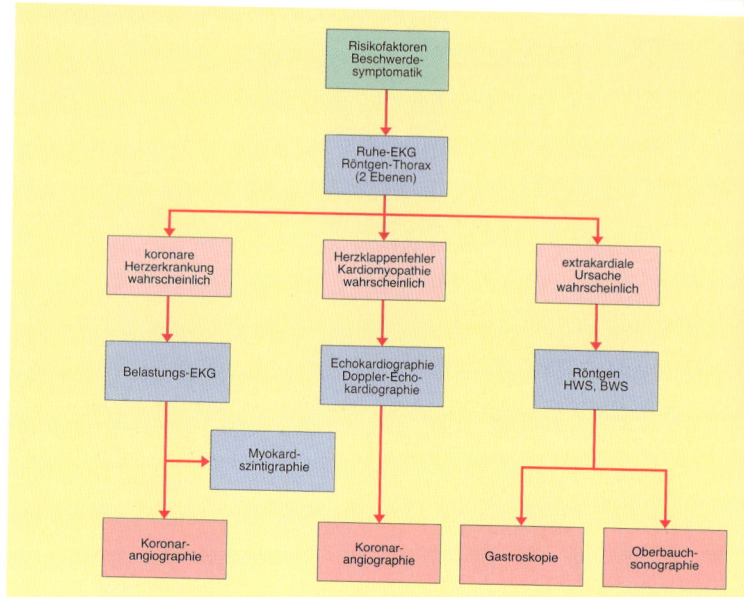

Abb. 29-1 Zusammenfassende Darstellung des diagnostischen Ablaufs bei dem Leitsymptom **Brustschmerz**

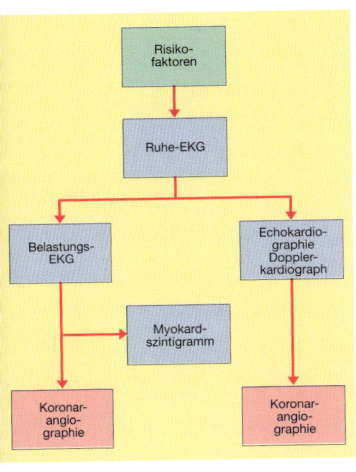

Abb. 29-2 Schematische Darstellung des diagnostischen Ablaufs bei **kardialen Brustschmerzen**

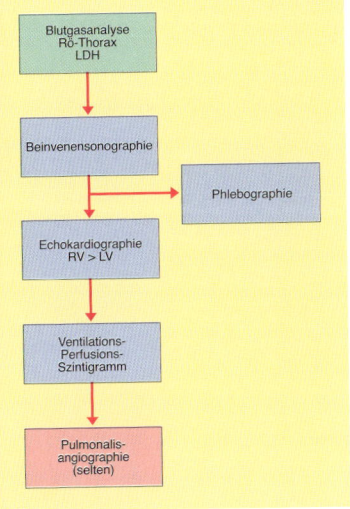

Abb. 29-3 Schematische Darstellung des diagnostischen Vorgehens bei **Verdacht auf Lungenembolie** (RV: rechter Ventrikel; LV: linker Ventrikel)

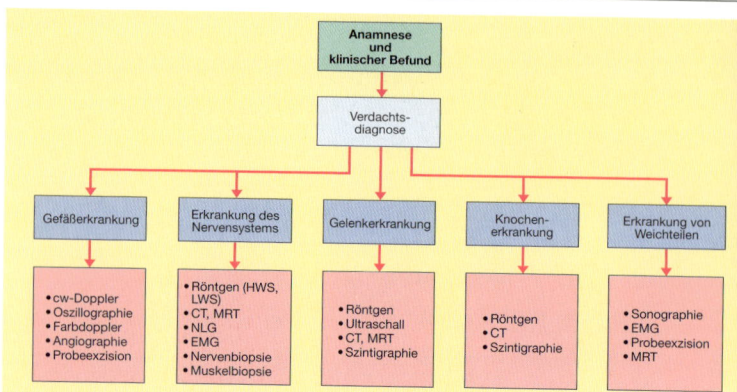

Abb. 29-4   Untersuchungsverfahren zur Abklärung von **Extremitäten-schmerzen** (NLG: Nervenleitgeschwindigkeit; EMG: Elektromyographie)

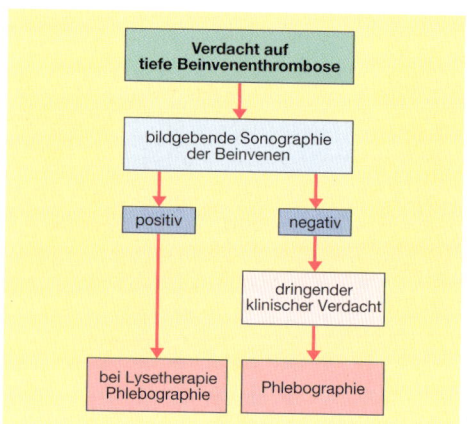

Abb. 29-5   Diagnostik bei **Verdacht auf eine tiefe Beinvenenthrombose**

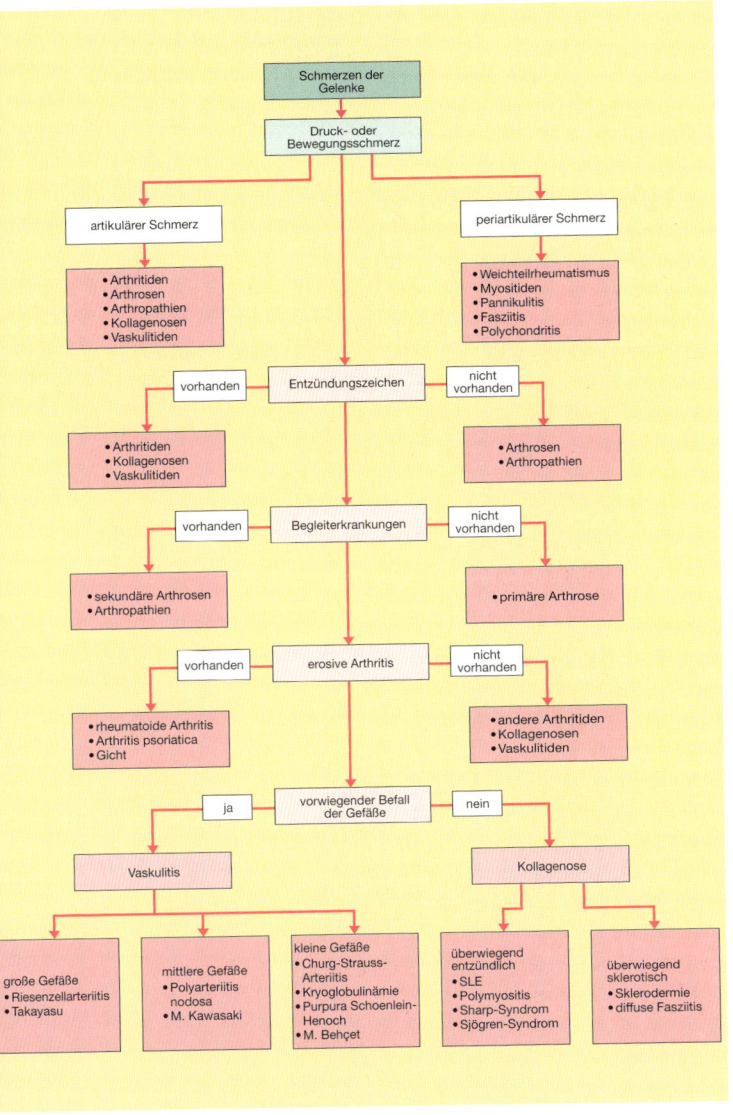

Abb. 29-6   Differentialdiagnostisches Vorgehen bei der **Untersuchung des Gelenkes** (SLE: Systematischer-Lupus-Erythematodes)

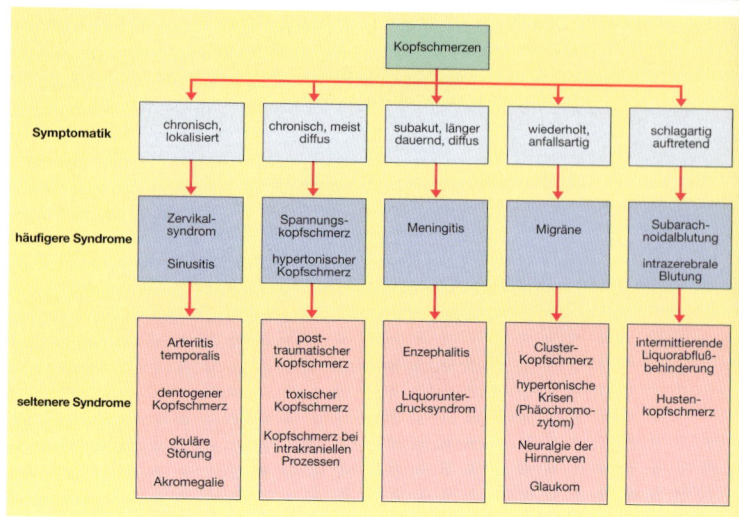

Abb. 29-7   Charakteristika der wichtigsten **Kopfschmerzformen**

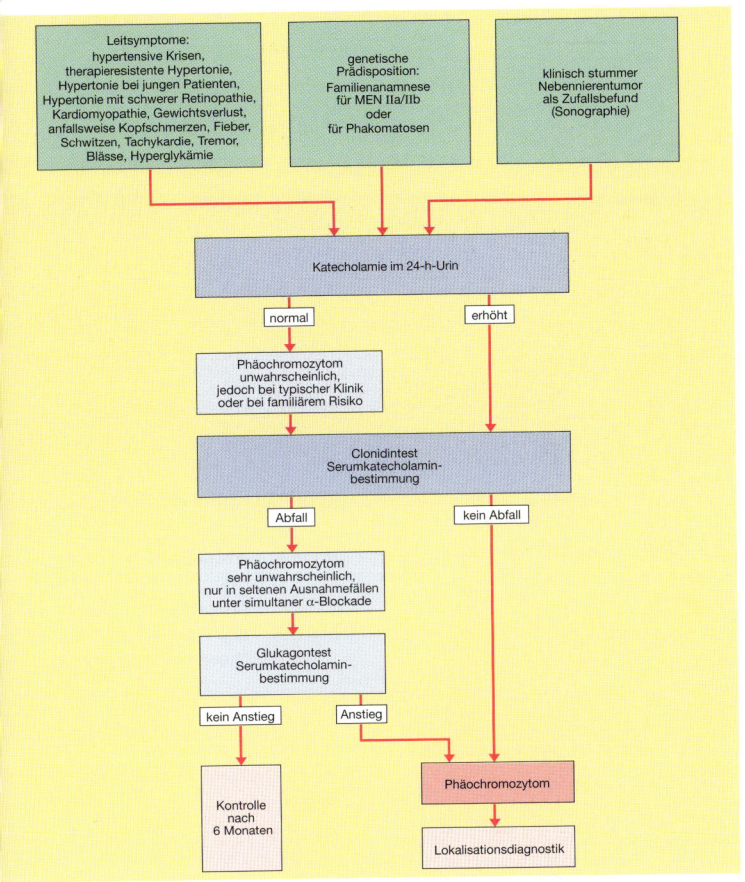

Abb. 29-8 Diagnostisches Vorgehen bei **Verdacht auf ein Phäochromozytom** (MEN: multiple-endokrine-Neoplasien)

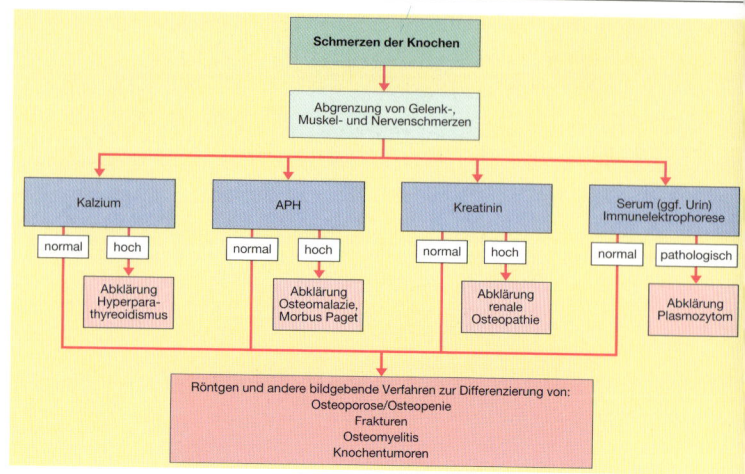

Abb. 29-9 Differentialdiagnostisches Vorgehen bei **Knochenschmerzen** (APH: alkalische Phosphatase)

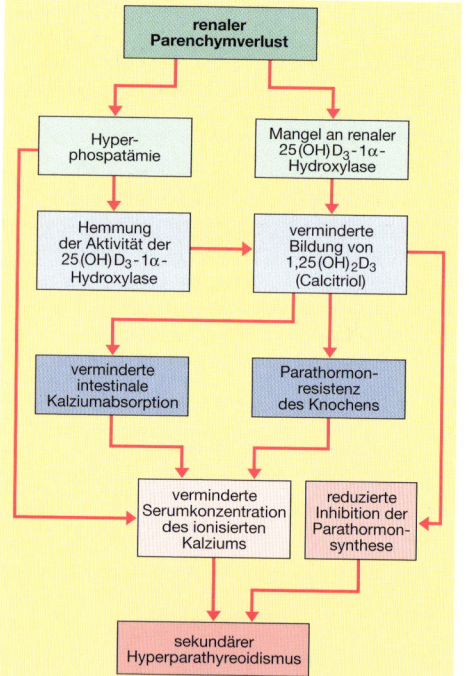

Abb. 29-10 Pathogenese des sekundären **Hyper-parathyreoidismus** bei chronischer bzw. terminaler **Niereninsuffizienz**

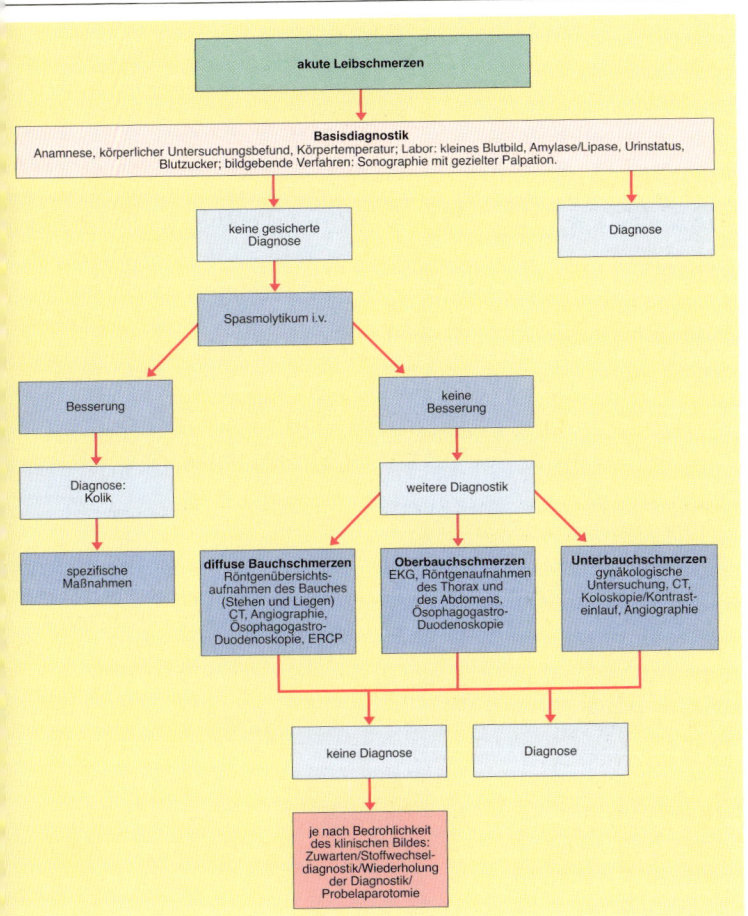

Abb. 29-11 Schema des diagnostischen Weges bei **akuten Leibschmerzen**

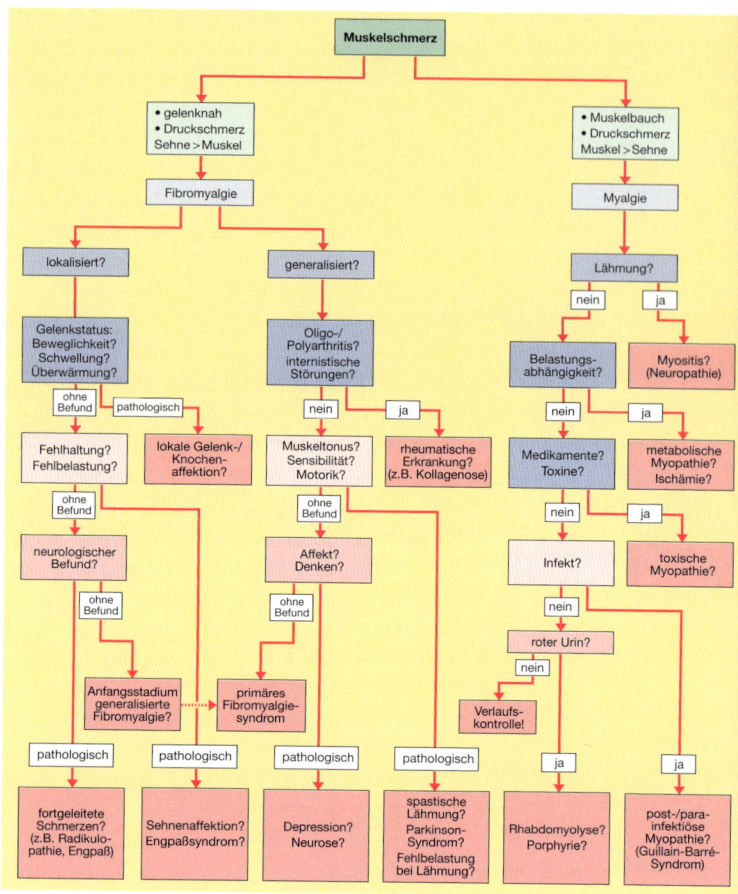

Abb. 29-12   Differentialdiagnostisches Vorgehen bei **Muskelschmerzen**

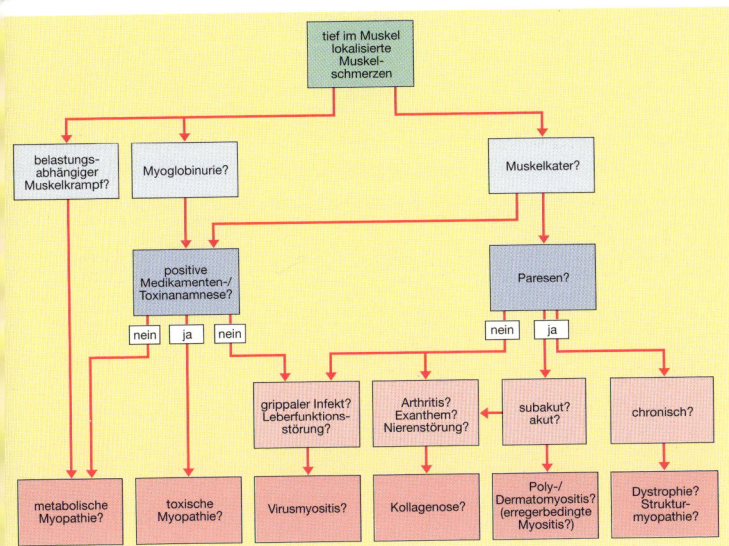

Abb. 29-13 Symptomatische Differentialdiagnosen bei **Muskelschmerzen**

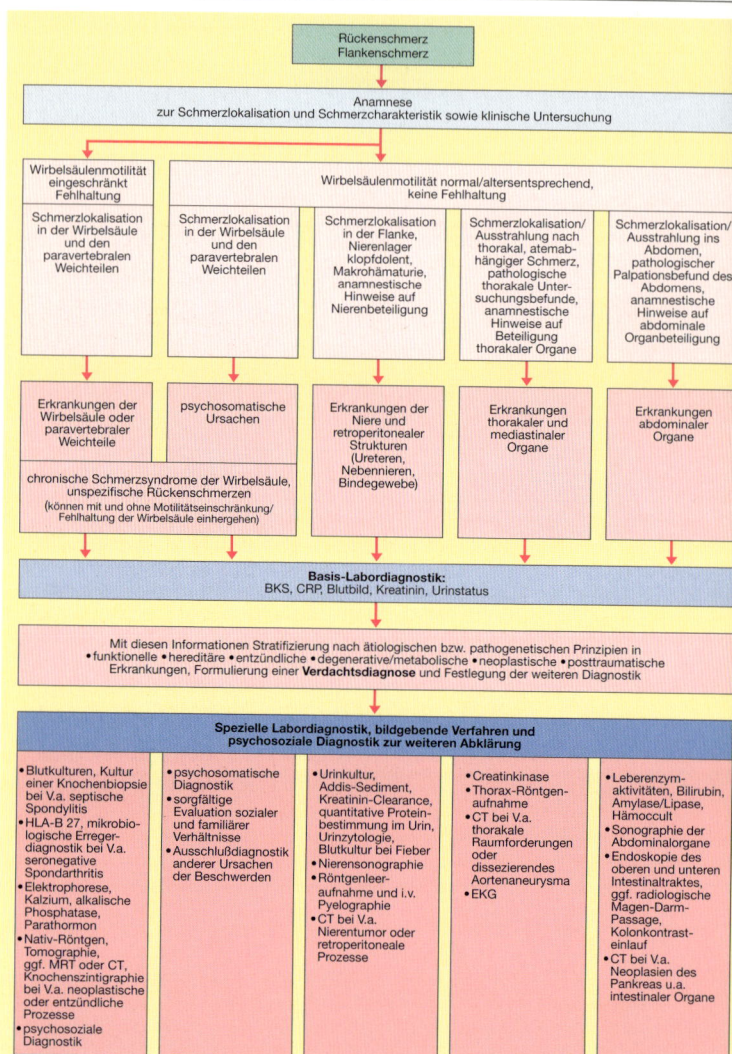

Abb. 29-14 Praktisches Vorgehen bei **Rücken- und Flankenschmerzen**
(BKS: Blutkörperchensenkungsgeschwindigkeit; CRP: C-reaktives-Peptid)

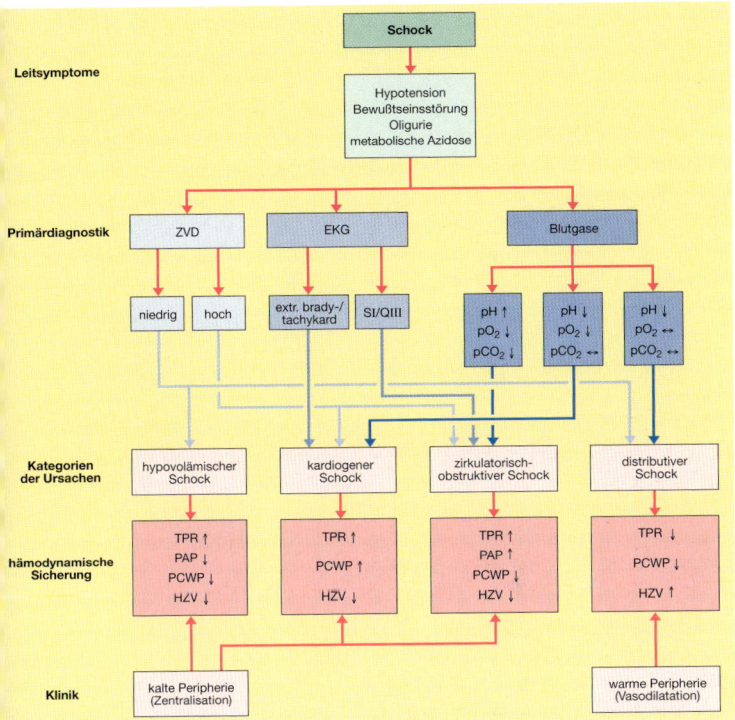

Abb. 30-1   Übersicht zum Schockgeschehen (HZV: Herzzeitvolumen; ZVD: zentralvenöser Druck; HF: Herzfrequenz; PCWP: pulmonalkapillärer Verschlußdruck; TPR: totaler peripherer Widerstand; PAP: pulmonalarterieller Druck)

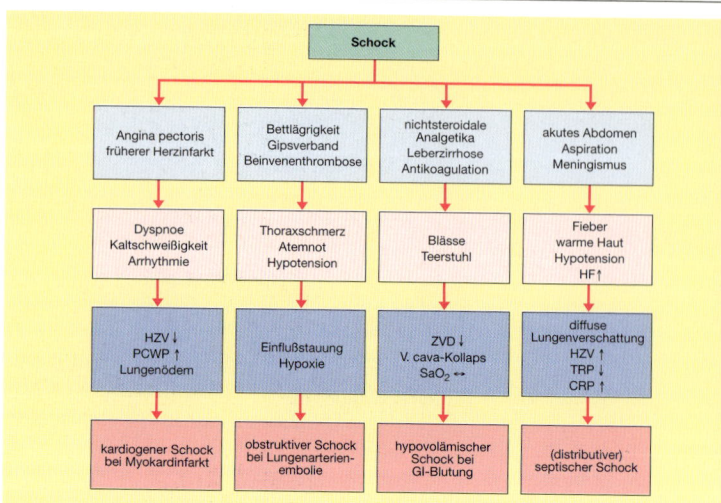

Abb. 30-2 Differentialdiagnostisches Vorgehen bei Schock (ZVD: zentral-venöser Druck; PCWP: pulmonalkapillärer Verschlußdruck; TPR: totaler periphere Widerstand; CRP: C-reaktives Protein; SaO₂: arterielle Sauerstoffsättigung)

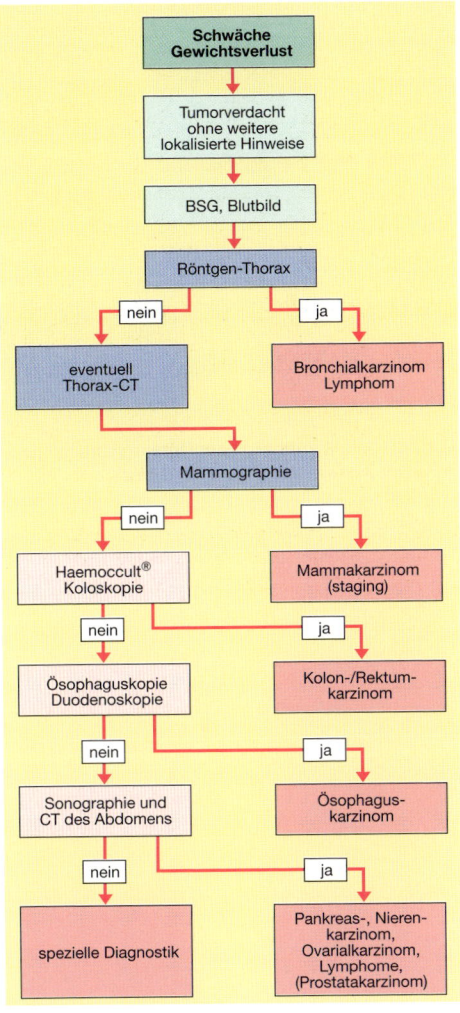

Abb. 31-1 Diagnostisches Vorgehen bei den Symptomen **Schwäche und Gewichtsverlust**

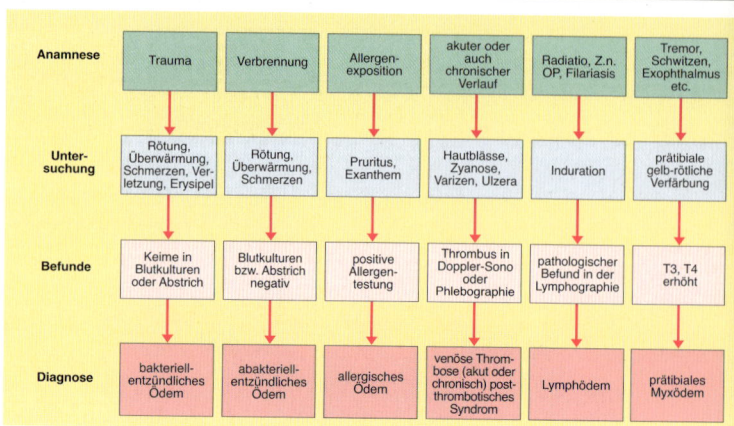

Abb. 32-1   Algorithmus zur Differentialdiagnose von **Ödemen mit generalisiertem Verteilungsmuster**

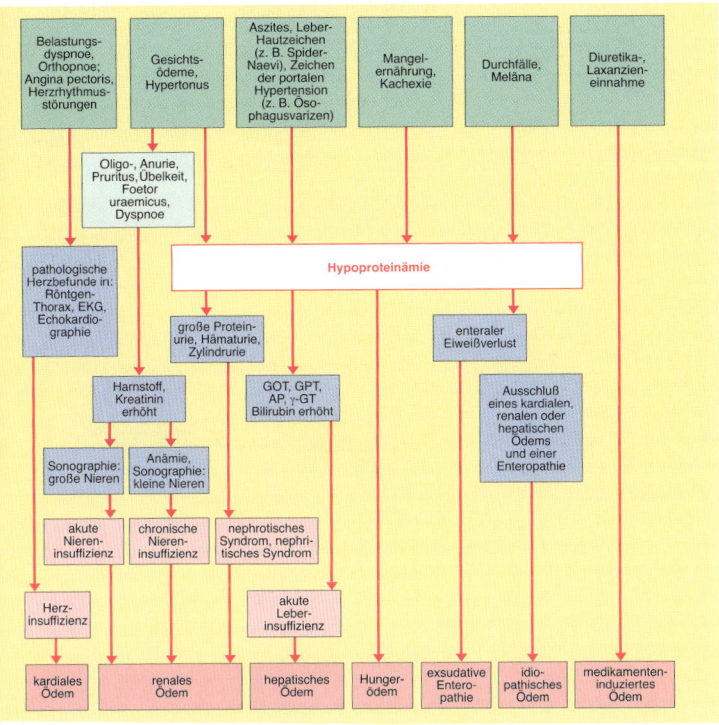

Abb. 32-2 Algorithmus zur Differentialdiagnose von **Ödemen mit regional lokalisiertem Verteilungsmuster**

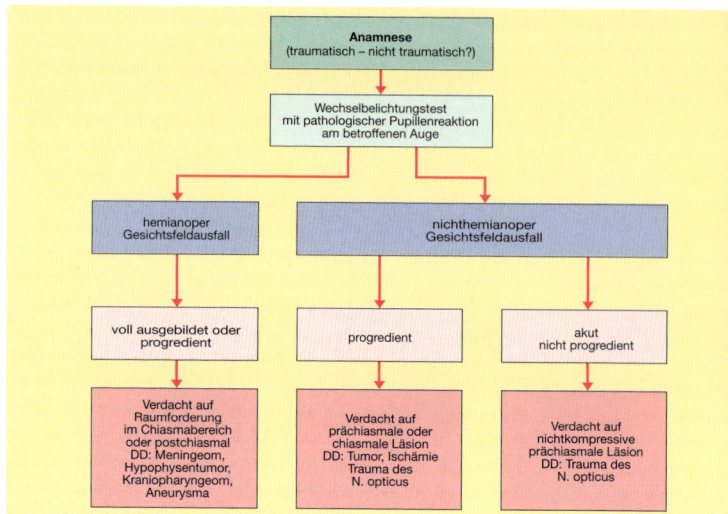

Abb. 33-1 Diagnostisches Vorgehen bei **Visusminderung** mit Afferenzstörungen der Pupille

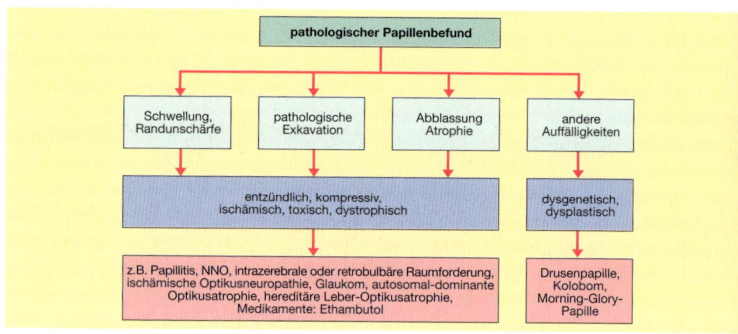

Abb. 33-2 Beurteilung der **Papilla nervi optici**

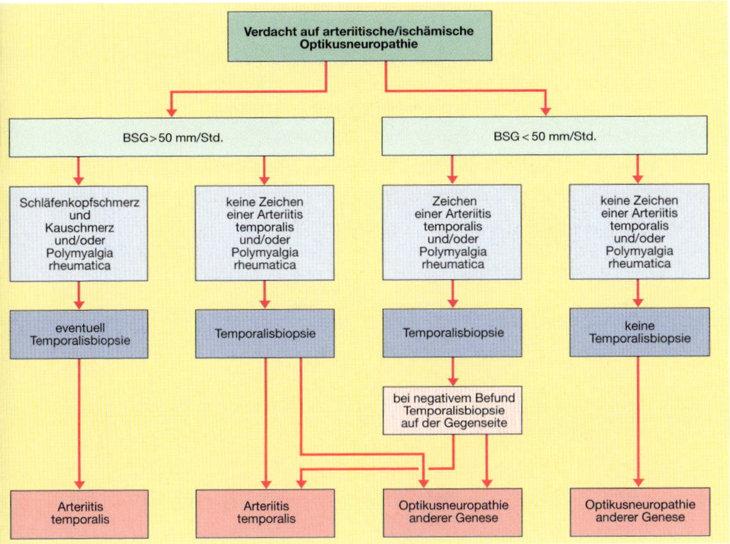

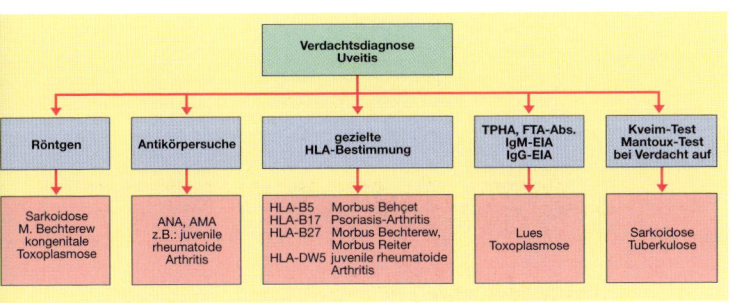

Abb. 33-3 Diagnostisches Vorgehen bei **Verdacht auf Morbus Horton**

Abb. 33-4 Diagnostisches Vorgehen bei **Verdacht auf eine Uveitis**

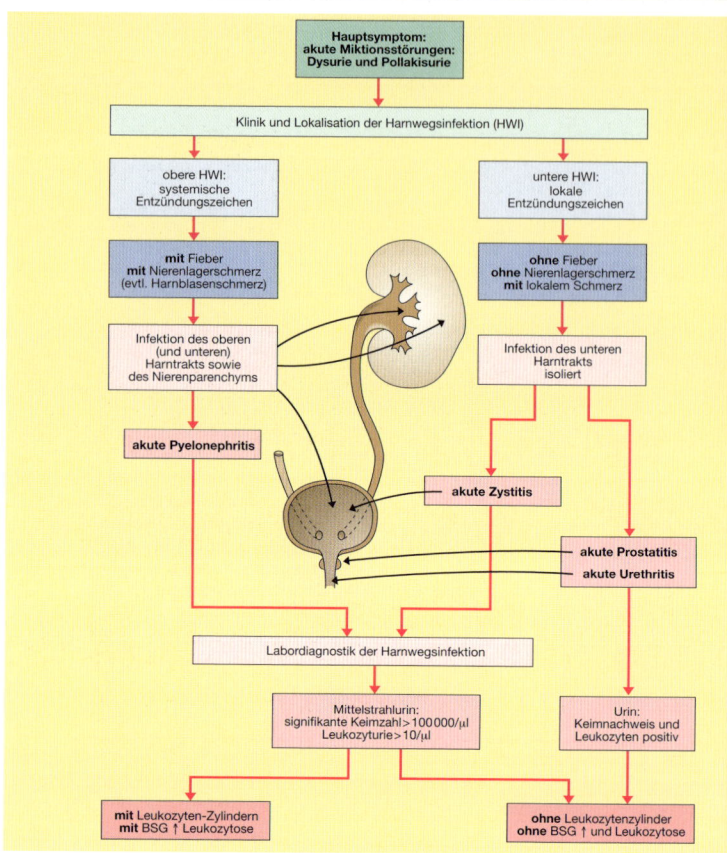

Abb. 34-1 Differentialdiagnosen der oberen und unteren **Harnwegsinfektionen**

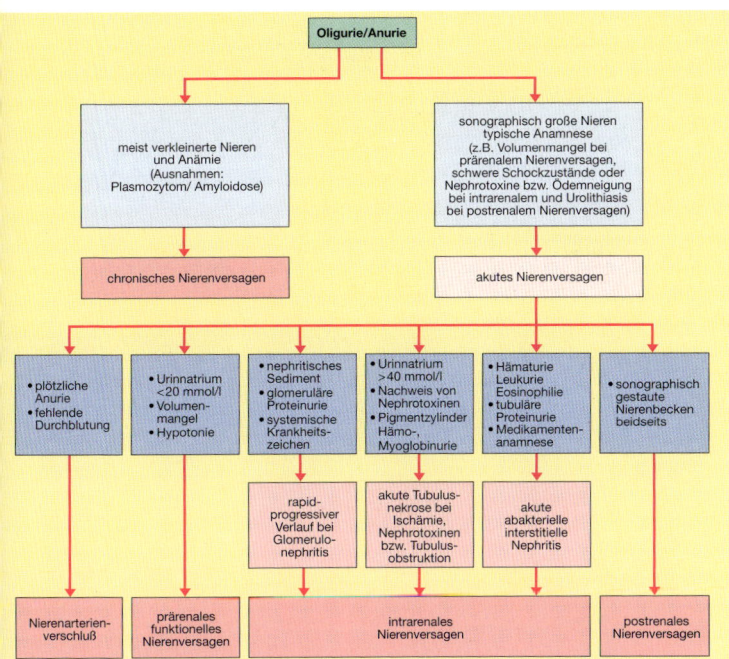

Abb. 34-2 Differentialdiagnostische Aspekte bei **Oligurie und Anurie**

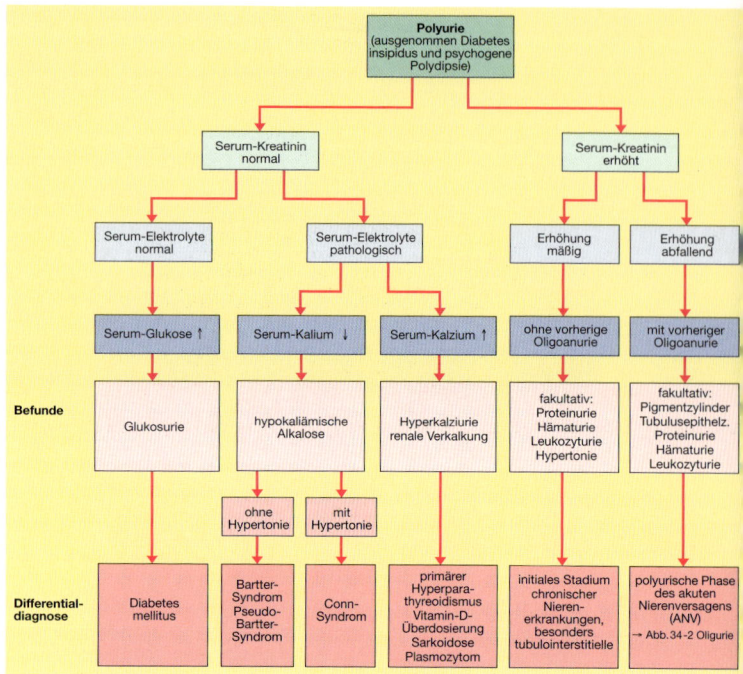

Abb. 34-3 Übersicht zur Differentialdiagnose der **Polyurie**

Harninkontinenz ohne neurogene Schäden
Harnabgang ohne Harndrang bei Husten, Niesen
Harnabgang mit Harndrang
Blasensphinkter insuffizient: Beckenboden-insuffizienz ♀
Sphinkter intakt Detrusor überaktiv: Zystitis (neurogen → Abb. 34-5)
subvesikales Harnabflußhindernis: Prostatahyperplasie
Streßinkontinenz Restharn möglich
Dranginkontinenz Restharn möglich
Überlaufblase mit Restharn

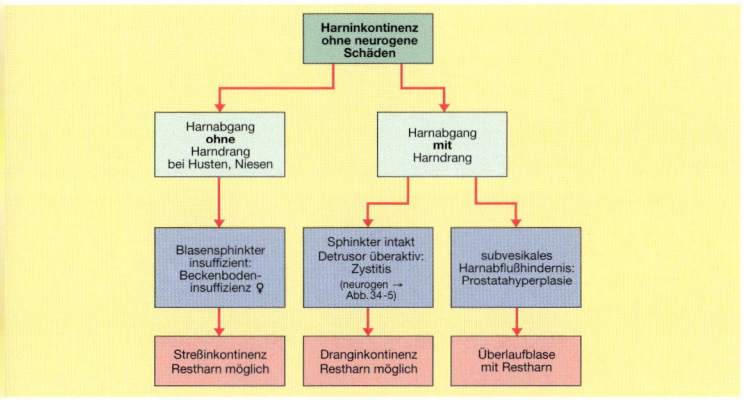

Abb. 34-4 Differenzierung der **Harninkontinenz ohne neurogene Schäden**

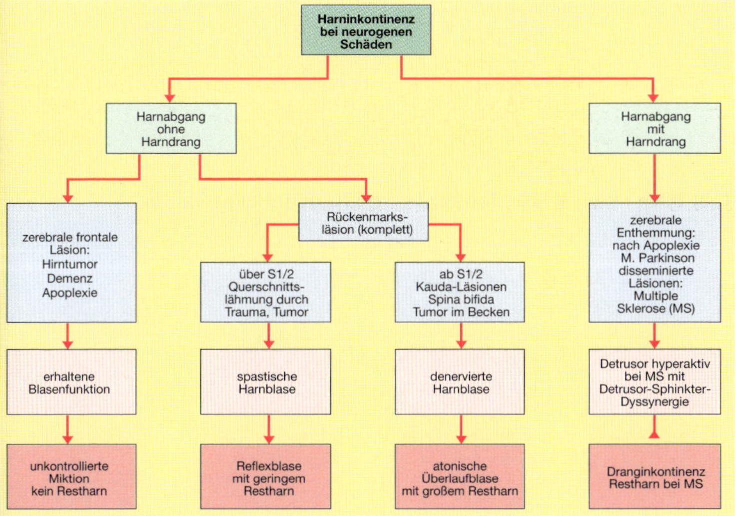

Harninkontinenz bei neurogenen Schäden
Harnabgang ohne Harndrang
Harnabgang mit Harndrang
zerebrale frontale Läsion: Hirntumor Demenz Apoplexie
Rückenmarks-läsion (komplett)
über S1/2 Querschnitts-lähmung durch Trauma, Tumor
ab S1/2 Kauda-Läsionen Spina bifida Tumor im Becken
zerebrale Enthemmung: nach Apoplexie M. Parkinson disseminierte Läsionen: Multiple Sklerose (MS)
erhaltene Blasenfunktion
spastische Harnblase
denervierte Harnblase
Detrusor hyperaktiv bei MS mit Detrusor-Sphinkter-Dyssynergie
unkontrollierte Miktion kein Restharn
Reflexblase mit geringem Restharn
atonische Überlaufblase mit großem Restharn
Dranginkontinenz Restharn bei MS

Abb. 34-5 Differentialdiagnostische Übersicht zur **Harninkontinenz bei neurogenen Schäden**

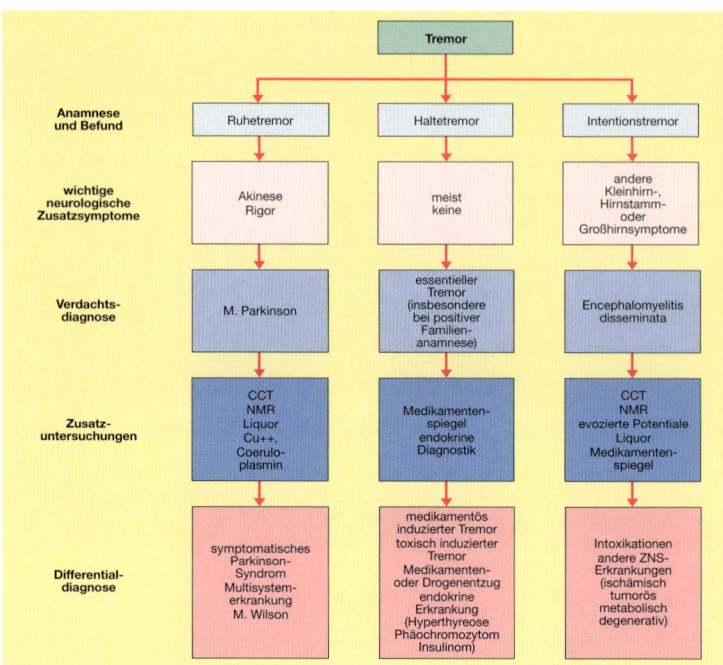

Abb. 35-1   Diagnostisches Vorgehen bei **Tremor**

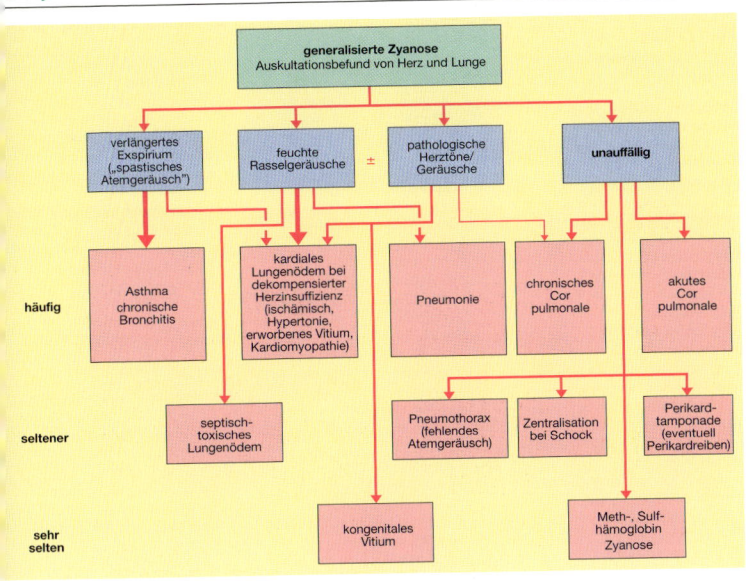

Abb. 36-1   Ursachen für eine **generalisierte Zyanose**

Register

A

Abdomen, akutes, Schock 74
Abdominalerkrankungen,
  Rücken-/Flankenschmerzen 72
Abdominalschmerzen **69**
– Diarrhö 20
ACTH-Bildung, ektope 31
Addison-Krise/-Syndrom **33**
– Lähmung/Schwäche 53
Adipositas **30**
– Diabetes mellitus 22
– Hypercortisolismus 31
Adipsiesyndrom 21
Adrenalitis, Addison-
  Syndrom 33
adrenogenitales Syndrom 38
Adrenoleukodystrophie,
  Addison-Syndrom 33
Akinese, Tremor 84
Akne, Hypercortisolismus 31
Akromegalie
– Hypertrichose, Hirsutismus
  bzw. Virilisierung 38
– Kopfschmerzen 66
Aktionsdystonie 51
akzessorische Bahn 39
Algurie, Hämaturie 36
Alkalose, hypokaliämische,
  Polyurie 82
Alkoholabusus/Alkoholismus
– Anämie 16
– Ataxie 11
– Diarrhö 19
– Erbrechen, chronisches 27
– Hypogonadismus 48
– Lähmungen 53
Alkylphosphatvergiftung,
  Koma, krampfendes 13
Allergien/allergische Reaktionen
– Diarrhö 20
– Fieber 28
– Ödeme 76
Amaurosis fugax, Lähmungen 53
Amenorrhö **60**
– Adipositas 30
– HVL-Insuffizienz 49
– Hypercortisolismus 31
– Hyperprolaktinämie 61
– Hypertrichose, Hirsutismus
  bzw. Virilisierung 38
Amnesie, dissoziative 13
Amyloidose
– Diarrhö 19
– Urämie 37
Anämie **16**
– Antriebslosigkeit 8
– Hämaturie 36
– hämolytische 16
– Oligurie/Anurie 81
– Urämie 37
Analprolaps, Pruritus ani 49

Aneurysma
– Schlaganfall 55
– Visusminderung 78
Anfall, psychogener, Muskel-
  krampf 51
Angina pectoris
– Ödeme 77
– Schock 74
Angiodysplasie
– Anämie 16
– Bluterbrechen 25
Anorexia nervosa/Anorexie
– Addison-Syndrom 33
– Hypoglykämie 47
– Hypokaliämie 45
Antikoagulanzien/Antikoagulation
– Hämaturie 36
– Schock 74
Antriebslosigkeit **8**
– Chronic-fatigue-Syndrom 8
– Diarrhö 20
– Hyperkalzämie 24
– Muskelschwäche 59
Anurie **81**
– Ödeme 77
Aortenaneurysma,
  dissezierendes, Rücken-/
  Flankenschmerzen 72
Aortenisthmusstenose,
  Hypertonie 44
Areflexie, Para-/Tetraplegie 54
Arrhythmien
– Koma, krampfendes 13
– Schock 74
Arteriitis temporalis
– Horton-Syndrom 79
– Kopfschmerzen 66
Arthralgien
– Hämaturie 36
– Halsschmerzen 34
– Lymphknotenschwellung 56
Arthritis
– Gelenkschmerzen 65
– Muskelschmerzen 71
– rheumatoide 65
– – Uveitis 79
Aspiration, Schock 74
Asthma bronchiale
– Diarrhö 20
– Husten 46
– Tetanie 58
– Zyanose, generalisierte 85
Aszites **10**
– Ödeme 77
Ataxie **11**
Athetosen, Koma,
  krampfendes 13
Ausfälle, fokale, Koma 14
Autoimmunadrenalitis,
  Addison-Syndrom 33
Autoimmunerkrankungen
– Fieber 28
– Tetanie 58
Autoimmunthyreoiditis 9
AV-Block, Bradykardie 38

AV-Reentry-Tachykardie 39
Azidose
– Koma, krampfendes 13
– Hypokaliämie 45

B

Balanitis, Diabetes mellitus 22
Bartter-Syndrom
– Hypokaliämie 45
– Polyurie 82
Basalganglienverkalkung,
  Tetanie 57
Basedow-Syndrom,
  Hyperthyreose 43
Bechterew-Syndrom,
  Uveitis 79
Begleithyperkalzämie 24
Behçet-Syndrom
– Gelenkschmerzen 65
– Uveitis 79
Beinvenenthrombose, tiefe **64**
– Schock 74
Belastungsdyspnoe
– Ödeme 77
Bewußtseinsstörung
– agitierte 14, **15**
– Erbrechen, akutes 26
– Muskelkrampf, anfallsartiger **51**
– organisch begründbare **12**
– psychogene **13**
Bindegewebserkrankungen
– Fieber 28
– Rücken-/Flanken-
  schmerzen 72
Blässe **16**
– Hämaturie 36
– Ödeme 76
– Phäochromozytom 67
– Schock 74
Bleiexposition, Hämaturie 36
Bleistiftstühle, Diarrhö 20
Bluterbrechen **25**
Blutungen **17**
– Addison-Syndrom 33
– Anämie 16
– intrazerebrale,
  Kopfschmerzen 66
Boeck-Syndrom 24
Boerhaave-Syndrom, Hals-
  schmerzen 34
Brachymetakarpie/-metatarsie,
  Tetanie 57
Bradykardie **38**
– Hypothyreose 9
– Koma, krampfendes 13
Bronchialkarzinom
– Gewichtsverlust 75
– Husten 46
– Hypercortisolismus 31
– Hyperprolaktinämie 61
– Schwäche 75
Bronchiektasien, Husten 46
Bronchitis
– Zyanose 85
– Husten 46

Brustschmerzen **62**
– Hyperprolaktinämie 61
– kardiale **63**
– Schock 74
Budd-Chiari-Syndrom 10

C
Candida-Mykose
– Pruritus ani/vulvae 49
– Tetanie 57
Chiragra, Hämaturie 36
Cholangitis, Fieber 28
Cholelithiasis, Hyperkalzämie 24
cholinerge Krise 59
Choreoathetose, paroxysmale
  51
Chronic-fatigue-Syndrom
– Antriebslosigkeit 8
Churg-Strauss-Arteriitis,
  Gelenkschmerzen 65
Chvostek-Zeichen, Tetanie
  57–58
Cluster-Kopfschmerzen 66
Colitis ulcerosa, Diarrhö 19
Conn-Syndrom
– Hypertonie 44
– Hypokaliämie 45
– Inzidentalom 32
– Polyurie 82
CRH-Test
– Addison-Syndrom 33
– Hypercortisolismus 31
Crohn-Krankheit, Diarrhö 19
Cushing-Syndrom
– Adipositas 30
– Hypercortisolismus 31
– Hypertonie 44
– Hypertrichose, Hirsutismus
  bzw. Virilisierung 38
– Hypogonadismus 48
– Hypokaliämie 45
– Inzidentalom 32
– Oligo-/Amenorrhö 60

D
DaCosta-Syndrom 40
Dämmerzustand 12–13
Darmblutungen **18**
Darmerkrankungen, chronisch
  entzündliche
– Diarrhö 19
– Fieber 28
– Malabsorption 19
Delir
– Addison-Krise 33
– Bewußtseinsstörung 12
Demenz, Antriebslosigkeit 8
Depression
– Antriebslosigkeit 8
– Lähmung/Schwäche 53
– Muskelschmerzen 70
– Tetanie 58
Dermatitis/Dermatose
– schuppende 50
– seborrhoische 49

Dermatomyositis, Muskel-
  schmerzen 71
Dexamethason(hemm)test
– Adipositas 30
– Hypercortisolismus 31
– Hypogonadismus 48
Diabetes insipidus
  centralis/renalis **23**
– Durststörungen 21
Diabetes mellitus **22**
– Adipositas 30
– Ataxie 11
– Diarrhö 19
– Durststörungen 21
– Hypoglykämie 47
– Hypogonadismus 48
– Lähmung/Schwäche 53
– Polyurie 82
Diarrhö **19**
– Abdominaloperationen 20
– Addison-Syndrom 33
– Antibiotika 19
– Antihypertonika 19
– Cholezystektomie 19
– Colitis ulcerosa/
  Crohn-Krankheit 19–20
– Durststörungen 21
– Hämaturie 36
– Hypokaliämie 45
– Koma, krampfendes 13
– Ödeme 77
– Tetanie 57
DIC Blutungen 17
Dickdarmerkrankungen
– Diarrhö 20
– Para-/Tetraplegie 54
Digitalis(intoxikation)
– Diarrhö 19
– Tachykardie 39
Disaccharidasemangel 19
Diskusprolaps,
  Lähmungen 53
dissoziative Störungen 13
Diuretika(abusus)
– Diarrhö 19
– Hypokaliämie 45
– Ödeme 77
Divertikulitis, Diarrhö 19
Dranginkontinenz 83
Drogen(entzug)
– Koma 14
– Tremor 84
Druckparesen,
  Lähmung/Schwäche 53
Drusenpapille 78
Dünndarmerkrankungen,
  Diarrhö 19–20
Durst(störungen) **21**
– Diabetes insipidus 23
– Diabetes mellitus 22
– Diarrhö 20
Dyspnoe
– Muskelschwäche 59
– Ödeme 77
– Schock 74

Dyspnoe
– Struma 35
– Tetanie 58
Dysthymie, Antriebslosig-
  keit 8
Dysurie 80

E
effort syndrome 40
Einflußstauung, obere
– Halsschwellung,
  schmerzlose 34
– Struma 35
Einschlafmyoklonien,
  anfallsartige 51
Eisenmangel/-verlust
– Anämie 16
– Ödeme 77
Ekchymosen, Blutungen 17
Embolie, kardiogene,
  Schlaganfall 55
endokrine Störungen
– Antriebslosigkeit 8
– Diarrhö 19
– Erbrechen, chronisches 27
– Lähmung/Schwäche 53
Engegefühl, Struma 35
Engpaßsyndrom, Muskel-
  schmerzen 70
Enteritis, Pruritus ani 49
Enteropathie, exsudative,
  Ödeme 77
Entzügelungshyperprolaktin-
  ämie 61
Enzephalitis
– Koma 14
– Kopfschmerzen 66
– Lähmung, akute 52
Eosinophilie
– Hämaturie 36
– Urämie 37
Epiduralhämatom,
  Koma 14
Epilepsie
– Bewußtseinsstörung 12
– Muskelkrampf, anfalls-
  artiger 51
Epipharynxkarzinom,
  Halsschmerzen 34
Epithelkörperchenadenom 34
Erbrechen
– Addison-Syndrom 33
– akutes **26**
– chronisches **27**
– Durststörungen 21
– Hyperkalzämie 24
– Hypokaliämie 45
– Koma, krampfendes 13
Erysipel, Ödeme 76
Erytheme, Hämaturie 36
Exanthem
– juckendes, Diarrhö 20
– Muskelschmerzen 71
– Ödeme 76
Exophthalmus, Ödeme 76

Exsikkose
– Addison-Krise 33
– Diabetes insipidus 23
– Erbrechen, akutes 26
Extremitätenschmerzen **64**

F
Fasziitis, Gelenkschmerzen 65
Faszikulationen, Koma,
  krampfendes 13
Fehlbelastung/-haltung
– Muskelschmerzen 70
– Rücken-/Flanken-
  schmerzen 72
Fettstühle, Diarrhö 20
Fibromyalgie 70
Fibularisphänomen, Tetanie 58
Fieber **28**
– Blutungen 17
– Diarrhö 20
– Erbrechen, akutes 26
– Hämaturie 36
– Harnwegsinfektionen 80
– Lymphknotenschwellung 56
– Phäochromozytom 67
– Pruritus 50
– Schock 74
– vorgetäuschtes 28
Filariasis, Ödeme 76
Fissuren, Pruritus ani 49
Fisteln
– Diarrhö 19
– Pruritus ani 49
Flankenschmerzen **72**
– Hämaturie 36
Flatulenz, Diarrhö 20
Fluor, Pruritus vulvae 49
Foetor uraemicus, Ödeme 77
Frakturen, Knochen-
  schmerzen 68
Friedreich-Ataxie 11
Fruktoseintoleranz
– Diarrhö 19
– Hypoglykämie 47
Fugue, dissoziative, Bewußt-
  seinsstörung 13

G
Galaktorrhö
– Hyperprolaktinämie 61
– Hypogonadismus 48
Galaktosämie,
  Hypoglykämie 47
Gallensäurenmalabsorption 19
Gallenwegserkrankungen,
  Diarrhö/Malabsorption 19
Ganser-Syndrom 13
Gastrointestinaltumoren,
  Anämie 16
Gelegenheitsanfall/-krampf
– Bewußtseinsstörung 12
– Muskelkrampf,
  anfallsartiger 51
Gelenkschmerzen 64, **65**
– Muskelschmerzen 70

Gerinnungsstörungen
– Blutungen 17
– Hämaturie 36
– Koma, krampfendes 13
– Schlaganfall 55
Gesichtsfeldausfall
– HVL-Insuffizienz 49
– Hyperprolaktinämie 61
– Oligo-/Amenorrhö 60
– Visusminderung 78
Gesichtsödeme 77
Gewichtsabnahme/-verlust **75**
– Addison-Syndrom 33
– Diabetes insipidus 23
– Diabetes mellitus 22
– Hyperkalzämie 24
– Lymphknotenschwellung 56
– Phäochromozytom 67
Gewichtszunahme
– Hyperprolaktinämie 61
– Hypothyreose 9
Gicht, Gelenkschmerzen 65
Glaukom
– Erbrechen, chronisches 27
– Kopfschmerzen 66
– Papilla-nervi-optici-
  Beurteilung 78
Glomerulonephritis
– Hämaturie 36
– Oligurie/Anurie 81
Glukosurie, Polyurie 82
Granulomatosen, Fieber 28
grippaler Infekt, Muskel-
  schmerzen 71
Guillain-Barré-Syndrom
– Ataxie 11
– Bradykardie 38
– Lähmung/Schwäche 53
– Muskelschmerzen 70
Gynäkomastie, Hypo-
  gonadismus 48

H
Haarveränderungen **38**
Hämatochezie 18
hämatologische Erkrankungen
– Fieber 28
– Hämaturie 36
– Hyperkalzämie 24
Hämatom
– Blutungen 17
– epi-/subdurales, Koma 14
Hämaturie **36**
– Analgetikaabusus 36
– Harnwegstumoren 36
– Polyurie 82
– Urämie 37
Hämolyse
– Anämie 16
– Blutungen 17
– intravasale, Fieber 28
hämolytisch-urämisches
  Syndrom (HUS),
  Blutungen 17
Hämoptyse, Hämaturie 36

hämorrhagische Diathese 36
Hämorrhoiden, Pruritus ani 49
Halsschmerzen **34**
– Struma 35
Halsschwellung,
  schmerzlose **34**
Haltetremor 84
Harnblasenschmerzen 80
Harnblasenstörungen,
  Para-/Tetraplegie 54
Harninkontinenz **83**
– Pruritus vulvae 49
Harnwegsinfektionen **80**
– Fieber 28
– Hämaturie 36
Hautveränderungen **38**
Hautzeichen, Ödeme 77
Heiserkeit, Struma 35
Heparin, Blutungen 17
Hepatitis
– Fieber 28
– Hämaturie 36
Herzinsuffizienz
– dekompensierte, Zyanose,
  generalisierte 85
– Durststörungen 21
– Halsschwellung,
  schmerzlose 34
– Ödeme 77
Herzklappenfehler, Brust-
  schmerzen 62
Herzklopfen **39–43**
Herzrhythmusstörungen **39–43**
– Bewußtseinsstörung,
  agitierte 15
– intermittierende 41
– katecholaminabhängige 41
– Ödeme 77
Herzsyndrom, hyper-
  kinetisches 40
Herzwandaneurysma 41
Hirnarterienverschluß, Lähmung,
  akute 52
Hirntumor, Koma 14
Hirsutismus **38**
– Hypercortisolismus 31
– Hyperprolaktinämie 61
– Oligo-/Amenorrhö 60
HIV-Infektion
– Blutungen 17
– Diarrhö 19
Hodenektopie/-hochstand,
  Hypogonadismus 48
Hodgkin-Lymphom
– Halsschmerzen 34
– Halsschwellung,
  schmerzlose 34
Hörstörung, Lähmungen 53
holiday heart syndrome 41
Horton-Syndrom **79**
Hungerödeme **77**
HUS (hämolytisch-urämisches
  Syndrom), Blutungen 17
Husten **46**
– Kopfschmerzen 66

IVL-Insuffizienz **49**
– Blässe 16
– Hypoglykämie 47
– Hypogonadismus 48
– NNR-Insuffizienz 49
Hyperaldosteronismus,
   Hypokaliämie 45
Hyperchromasie, Anämie 16
Hypercortisolismus **31**
Hyperekplexie, Muskelkrampf,
   anfallsartiger 51
Hyperglykämie, Phäochromo-
   zytom 67
Hyperkaliämie, Addison-
   Syndrom 33
Hyperkalzämie **24**
– Durststörungen 21
Hyperkalziurie 82
Hyperkeratosen,
   Pruritus 50
hyperkinetisches Herz-
   syndrom 40
Hypernephrom, Hyper-
   prolaktinämie 61
Hyperparathyreoidismus 24
– Knochenschmerzen 68
– Polyurie 82
– sekundär 24, **68**
– Tetanie 57
Hyperpigmentierung, Addison-
   Syndrom 33
Hyperprolaktinämie **61**
– Hypogonadismus 48
– Oligo-/Amenorrhö 60
Hyperreflexie, Bewußtseins-
   störung, agitierte 15
hypertensive Krise
– Kopfschmerzen 66
– Phäochromozytom 67
Hyperthyreose **43**
– Blutungen 17
– Diarrhö 19
– Halsschwellung,
   schmerzlose 34
– Hyperkalzämie 24
– Hypogonadismus 48
– Malabsorption 19
– Struma 35
– Tremor 84
Hypertonie **44**
– Bewußtseinsstörung,
   agitierte 15
– Blässe 16
– Diabetes mellitus 22
– Hämaturie 36
– Hypercortisolismus 31
– Hypokaliämie 45
– maligne 45
– Ödeme 77
– Phäochromozytom 67
– Polyurie 82
– Schlaganfall 55
– Zyanose, generalisierte 85
Hypertrichose **38**
Hypodipsie-Syndrom 21

Hypoglykämie **47**
– Addison-Syndrom 33
– Fasten 47
Hypogonadismus **48**
– Adipositas 30
– Hyperprolaktinämie 61
– Oligo-/Amenorrhö 60
Hypokaliämie **45**
– Aminoglykosid-/Amphotericin-
   B-Intoxikation 45
– Durststörungen 21
Hypokalzämie **58**
– Tetanie 57
Hyponatriämie, Addison-
   Syndrom 33
Hypoparathyreoidismus
– Hyperkalzämie 24
– Tetanie 57
Hypophysentumor
– Hyperprolaktinämie 61
– Visusminderung 78
Hypoproteinämie, Ödeme 77
Hyporeflexie, Para-/
   Tetraplegie 54
Hypothyreose **9**
– Adipositas 30
– Blässe 16
– Halsschwellung,
   schmerzlose 34
– Hashimoto-Thyreoiditis 9
– Hyperprolaktinämie 61
– Oligo-/Amenorrhö 60
– Struma 35
Hypotonie
– Addison-Syndrom 33
– Bewußtseinsstörung,
   agitierte 15
– Blässe 16
– Koma, ruhiges 15
– Schock 74
– Urämie 37
Hypoventilation, Koma,
   ruhiges 15

I
Ikterus **29**
– Blutungen 17
– hämolytischer 29
– hepatobiliärer 29
– intrahepatischer 29
– posthepatischer 29
– Pruritus 50
Immundefekte, Fieber 28
Impulsiv-Petit-mal 51
Infektionen
– Antriebslosigkeit 8
– Diarrhö 19–20
– Halsschmerzen 34
– Muskelschmerzen 70
Insektizidvergiftung, Koma 14
Insulinantikörper-Syndrom,
   Hypoglykämie 47
Insulinom, Tremor 84
Intentionstremor 84
Intertrigo, Pruritus 49

Intoxikationen
– Erbrechen 26–27
– Lähmung/Schwäche 53
– Tremor 84
– Verdacht, Koma **14**
Inzidentalom **32**
Ischämie
– Ataxie 11
– Lähmungen 53

K
Kachexie, Ödeme 77
Kadmiumexposition,
   Hämaturie 36
Kälteempfindlichkeit,
   Hypothyreose 9
Kallmann-Syndrom,
   Hypogonadismus 48
Kaltschweißigkeit,
   Schock 74
Kardiomyopathie
– Brustschmerzen 62
– Herzrhythmusstörungen 41
– Phäochromozytom 67
– Zyanose, generalisierte 85
Karditis, Fieber 28
Karotissinus-Syndrom 38
Karpfenmund, Tetanie 58
Karpopedalspasmen 57–58
Karzinoid
– Diarrhö 19
– Hypercortisolismus 31
Katarakt, Tetanie 57
Kauschmerzen,
   Horton-Syndrom 79
Kawasaki-Syndrom, Gelenk-
   schmerzen 65
Kehlkopferkrankungen,
   Husten 46
Kehlkopfkarzinom, Hals-
   schmerzen 34
Kleinwuchs, Tetanie 57
Klinefelter-Syndrom,
   Hypogonadismus 48
Kloßgefühl, Struma 35
Knochenerkrankungen/
   -frakturen
– Extremitätenschmerzen 64
– Hyperkalzämie 24
– Muskelschmerzen 70
Knochenschmerzen **68**
– Hyperkalzämie 24
Kohlenhydratmalabsorption,
   Diarrhö 19
Kolik-Schmerzen,
   Hämaturie 36
Kolitis
– Diarrhö 19
– Pruritus ani 49
Kollagenosen
– Blutungen 17
– Fieber 28
– Gelenkschmerzen 65
– Muskelschmerzen 70–71
Kolobom 78

Kolonkarzinom
- Diarrhö 19
- Gewichtsverlust 75
- Schwäche 75
Koma
- Addison-Krise 33
- Bewußtseinsstörung 12
- Hyperkalzämie 24
- krampfendes **13**, 14
- ruhiges 14, **15**
- Vergiftungsverdacht **14**
Kontaktdermatitis, Pruritus
  ani/vulvae 49
Kopfschmerzen **66**
- Diabetes insipidus 23
- Hyperprolaktinämie 61
- Koma, krampfendes 13
- Phäochromozytom 67
koronare Herzkrankheit
- Brustschmerzen 62
- Herzrhythmusstörungen 41
Krampfanfälle
- Bewußtseinsstörung 12
- agitierte 15
- Koma 14
- tonisch-klonische 51
- Vergiftungsverdacht 14
Kraniopharyngeom 78
Kreislaufkollaps, Blässe 16
Kryoglobulinämie, Gelenk-
  schmerzen 65
Kryptorchismus,
  Hypogonadismus 48
Kveim-Test, Sarkoidose/
  Tuberkulose 79

L
Lähmungen **52**
- Begleitsymptome **53**
- hyper-/hypokaliämische,
  Muskelschwäche 59
- Schwäche **53**
- spastische, Muskel-
  schmerzen 70
Laryngitis, Halsschmerzen 34
Laryngospasmus,
  Tetanie 58
Laxanzienabusus
- Diarrhö 19
- Hypokaliämie 45
- Ödeme 77
Lebererkrankungen/
  -insuffizienz
- Blutungen 17
- Diarrhö 19
- Hypoglykämie 47
- Malabsorption 19
- Muskelschmerzen 71
- Ödeme 77
Leber-Optikusatrophie,
  hereditäre 78
Leberzeichen, Ödeme 77
Leberzirrhose
- Aszites 10
- Durststörungen 21

Leberzirrhose
- Hyperprolaktinämie 61
- Hypogonadismus 48
- Schock 74
Leistenschmerzen, Hämaturie 36
Leistungsknick
- Blutungen 17
- Diabetes insipidus 23
- Lymphknotenschwellung 56
- Pruritus 50
Lennox-Gastaut-Syndrom, Mus-
  kelkrampf, anfallsartiger 51
Leukämie
- Anämie 16
- Blutungen 17
- Halsschwellung,
  schmerzlose 34
Leukozytose, Blutungen 17
Leukozyturie
- Hämaturie 36
- Polyurie 82
- Urämie 37
Libidoverlust
- Hypercortisolismus 31
- Hyperprolaktinämie 61
Liddle-Syndrom,
  Hypokaliämie 45
Liquorabflußbehinderung/
  -unterdrucksyndrom,
  Kopfschmerzen 66
Lösungsmittelvergiftung,
  Ataxie 11
Lues
- Ataxie 11
- Uveitis 79
Lungenembolie **63**
- Fieber 28
- Husten 46
- Schock 74
Lungenödem, Zyanose,
  generalisierte 85
Lupus erythematodes, systemi-
  scher, Gelenkschmerzen 65
Lust-Zeichen, Tetanie 57–58
Lymphknotenschwellungen **56**
- Fieber 28
- Halsschmerzen 34
- Halsschwellung, schmerz-
  lose 34
- unklare **56**
Lymphödeme 76
Lymphom
- Anämie 16
- Blutungen 17
- Diarrhö 19
- Gewichtsverlust 75
- Halsschwellung, schmerz-
  lose 34
- Schwäche 75

M
Mahaim-Syndrom,
  Tachykardie 39
Makrohämaturie, Rücken-/
  Flankenschmerzen 72

Malabsorption **19**
- Blutungen 17
- Diarrhö 19–20
- Tetanie 57
Malassimilation, Diarrhö 20
Maldigestion, Diarrhö 19–20
Malignome
- Aszites 10
- Blutungen 17
- Diarrhö 19
- Fieber 28
- Hyperkalzämie 24
- Hypoglykämie 47
Mallory-Weiss-Läsion 25
Mammakarzinom
- Gewichtsverlust 75
- Schwäche 75
Mangelernährung
- Anämie 16
- Ödeme 77
Mantoux-Test, Sarkoidose/
  Tuberkulose 79
Mariasken, Pruritus ani 49
Massenblutung, Schlag-
  anfall 55
Mediastinalerkrankungen,
  Rücken-/Flanken-
  schmerzen 72
Medikamenteneinnahme/-entzug
- Ataxie 11
- Blutungen 17
- Diarrhö 20
- Erbrechen, chronisches 27
- Fieber 28
- Hämaturie 36
- Hyperkalzämie 24
- Tremor 84
Meläna
- Darmblutung 18
- Diarrhö 20
- Ödeme 77
- Schock 74
MEN, Phäochromozytom 67
Meningeom, Visus-
  minderung 78
Meningismus, Schock 74
Meningitis, Kopfschmerzen 66
Metastasen
- Halsschmerzen 34
- Halsschwellung,
  schmerzlose 34
Meteorismus, Diarrhö 20
Methämoglobin, Zyanose,
  generalisierte 85
Migräne
- Erbrechen, chronisches 27
- fokale, Koma 14
- Kopfschmerzen 66
Miktionsstörungen, Harnwegs-
  infektionen 80
Minderwuchs, Tetanie 57
Mittelohrerkrankungen,
  Husten 46
Morning-Glory-Papille 78
Moschcowitz-Syndrom 17

Motilitätsstörungen, Erbrechen, chronisches 27
Motorikstörungen, Muskelschmerzen 70
Müdigkeit
– Addison-Syndrom 33
– Diabetes mellitus 22
– Hypothyreose 9
– Lymphknotenschwellung 56
Münchhausen-Syndrom, Fieber 28
Mukoviszidose
– Husten 46
– Hypokaliämie 45
Multiple Sklerose
– Ataxie 11
– Lähmung/Schwäche 53
– Tremor 84
Mumps, Halsschmerzen 34
Muskeldehnungsreflex, Koma 14
Muskelkater 71
Muskelkrämpfe
– anfallsartige 51
– Muskelschmerzen 71
– Tetanie 58
Muskelschmerzen 70–71
Muskelschwäche 59
– Hypercortisolismus 31
Myalgien
– Addison-Syndrom 33
– Lymphknotenschwellung 56
myasthene Krise, Muskelschwäche 59
myelodysplastisches Syndrom, Anämie 16
Myelopathie, Ataxie 11
Myoglobinurie, Muskelschmerzen 71
Myokardinfarkt
– Herzrhythmusstörungen 41
– Schock 74
Myoklonien, bilaterale, Muskelkrampf, anfallsartiger 51
Myopathien
– Lähmung/Schwäche 53
– metabolische/-toxische, Muskelschmerzen 71
– metabolische/toxische, Muskelschmerzen 70
Myositis, Muskelschmerzen 70–71
Myxödem
– Hypothyreose 9
– prätibiales 76

N
Nachtschweiß
– Lymphknotenschwellung 56
– Pruritus 50
Nahrungsmittelintoxikation, Diarrhö 19–20
Narkolepsie 12
Nebennierenerkrankungen, Rücken-/Flankenschmerzen 72

Nebennierentumoren
– Addison-Syndrom 33
– Hypercortisolismus 31
– Inzidentalom 32
– Phäochromozytom 67
Nephritis, interstitielle
– Hämaturie 36
– Oligurie/Anurie 81
nephritisches Syndrom, Ödeme 77
Nephrokalzinose
– Hyperkalzämie 24
– Polyurie 82
Nephrolithiasis, Hyperkalzämie 24
nephrotisches Syndrom
– Aszites 10
– Ödeme 77
Nephrotoxine
– Oligurie/Anurie 81
– Urämie 37
Nervensystemerkrankungen, Extremitätenschmerzen 64
Neuralgien
– Halsschmerzen 34
– Kopfschmerzen 66
neurogene Störungen,
– Blutungen 17
– Harninkontinenz 83
neurometabolische Erkrankungen, Ataxie 11
Neuropathie, Lähmung/Schwäche 53
Neurosen
– chronische, Antriebslosigkeit 8
– Muskelschmerzen 70
– Pruritus 50
Nierenarterienstenose
– Hypertonie 44
– Hypokaliämie 45
– Oligurie/Anurie 81
Nierenbecken, gestautes, Urämie 37
Nierenerkrankungen
– chronische, Polyurie 82
– Fieber 28
– Hypertonie 44
– Muskelschmerzen 71
– Rücken-/Flankenschmerzen 72
– tubulointerstitielle, Polyurie 82
– zystische, Hämaturie 36
Niereninsuffizienz 68
– Anämie 16
– Durststörungen 21
– Hyperkalzämie 24
– Hyperprolaktinämie 61
– Hypogonadismus 48
– Ödeme 77
Nierenkarzinom
– Gewichtsverlust 75
– Schwäche 75

Nierenlager, klopfschmerzhaftes
– Hämaturie 36
– Harnwegsinfektionen 80
– Rücken-/Flankenschmerzen 72
Nierentumoren, Hämaturie 36
Nierenversagen, akutes
– Oligurie/Anurie 81
– Polyurie 82
– polyurisches, Hypokaliämie 45
– Urämie 37
NNR-Insuffizienz
– Addison-Syndrom 33
– Hyperkalzämie 24
– Hypoglykämie 47
Non-Hodgkin-Lymphom, Halsschwellung, schmerzlose 34
Nykturie, Diabetes insipidus 23
Nystagmus, Koma, krampfendes 13

O
Oberbauchschmerzen 69
Obstipation
– Diarrhö 20
– Hypothyreose 9
Ödeme 74–75
– abakteriell-entzündliche 76
– allergische 76
– generalisierte 76
– Hämaturie 36
– hepatische/kardiale 77
– lokale 77
– medikamenteninduzierte 77
– Oligurie/Anurie 81
– Pruritus 50
– Urämie 37
Ösophaguskarzinom
– Gewichtsverlust 75
– Schwäche 75
Ösophagusvarizen, Ödeme 77
östrogenproduzierender Tumor, Inzidentalom 32
okuläre Störungen, Kopfschmerzen 66
Oligoarthritis, Muskelschmerzen 70
Oligomenorrhö 60
– Hypercortisolismus 31
– Hyperprolaktinämie 61
– Hypertrichose, Hirsutismus bzw. Virilisierung 38
Oligurie 81
– Ödeme 77
Opisthotonus, Koma, krampfendes 13
Optikusatrophie, autosomaldominante 78
Optikusneuropathie
– Horton-Syndrom 79
– ischämische, Papilla-nervi-optici-Beurteilung 78
Orbitopathie, endokrine, Hyperthyreose 43
Orchitis, Hypogonadismus 48

Orthopnoe, Ödeme 77
Orthostase
– Diarrhö 20
– Tremor 51
Osteomalazie
– Knochenschmerzen 68
– Tetanie 57
Osteomyelitis, Knochen-
schmerzen 68
Osteopathie, renale, Knochen-
schmerzen 68
Osteopenie
– Hyperkalzämie 24
– Knochenschmerzen 68
Osteoporose, Knochen-
schmerzen 68
Ovarien, polyzystische,
Hypertrichose, Hirsutismus
bzw. Virilisierung 38
Oxyuren, Pruritus ani/vulvae 49

P
Paget-Syndrom
– Hyperkalzämie 24
– Knochenschmerzen 68
Palpitationen **40**
Pankreaskarzinom
– Diarrhö 19–20
– Gewichtsverlust 75
– Hypercortisolismus 31
– Schwäche 75
Pankreatitis
– Aszites 10
– Hyperkalzämie 24
Panzytopenie, Blutungen 17
Papilla nervi optici,
Beurteilung **78**
Parästhesien, Tetanie 57–58
paraneoplastisches Syndrom
– Ataxie 11
– Hypoglykämie 47
Paraplegie **54**
Parasiten
– Diarrhö 19
– Erbrechen, chronisches 27
Parasomnien, Bewußtseins-
störung 12
Paresen, Muskelschmerzen 71
Parkinson-Syndrom
– Antriebslosigkeit 8
– Muskelschmerzen 70
– Tremor 84
Parotitis, Halsschmerzen 34
Pavor nocturnus, Bewußt-
seinsstörung 12
Pedalspasmen, Tetanie 58
Pedikulose, Pruritus 49
Pericarditis constrictiva, Hals-
schwellung, schmerzlose 34
Perikardreiben, Zyanose,
generalisierte 85
Perikardtamponade, Zyanose,
generalisierte 85
Peritonitis, eitrige/tuberkulöse,
Aszites 10

Persönlichkeitsstörungen
– Antriebslosigkeit 8
– Bewußtseinsstörung 13
Pertussis, Husten 46
Petechien 17
Pfötchenstellung, Tetanie 58
Phäochromozytom **67**
– Blässe 16
– Hypertonie 44
– Inzidentalom 32
– Kopfschmerzen 66
– Tremor 84
Phakomatosen, Phäochromo-
zytom 67
Pharyngitis, Halsschmerzen 34
Pharynxkarzinom, Hals-
schmerzen 34
Phlegmone, Halsschmerzen 34
Photodermatitis, Pruritus 49
Photophobie, Koma,
krampfendes 13
Pigmentzylinder, Polyurie 82
Plasmozytom
– Knochenschmerzen 68
– Polyurie 82
– Urämie 37
Pleuritis, Husten 46
Pneumonie, Husten 46
Pneumothorax, Zyanose,
generalisierte 85
Podagra, Hämaturie 36
Pollakisurie
– Hämaturie 36
– Harnwegsinfektionen 80
Polyarteriitis nodosa,
Gelenkschmerzen 65
Polyarthritis, Muskel-
schmerzen 70
Polydipsie
– Diabetes insipidus 23
– Hyperkalzämie 24
– psychogene, Diabetes
insipidus 23
– Durststörungen 21
Polyendokrinopathie-Syndrom,
Oligo-/Amenorrhö 60
Polymyalgia rheumatica,
Horton-Syndrom 79
Polymyositis
– Gelenkschmerzen 65
– Muskelschmerzen 71
Polyneuropathie,
Lähmung/Schwäche 53
Polyurie **82**
– Diabetes insipidus 23
– Diabetes mellitus 22
– Hyperkalzämie 24
– Pruritus 50
Porphyrie
– Hypertrichose, Hirsutismus
bzw. Virilisierung 38
– Lähmung/Schwäche 53
– Muskelschmerzen 70
portale Hypertension,
Ödeme 77

postthrombotisches Syndrom,
Ödeme 76
Proktitis, Pruritus ani/
vulvae 49
Prolaktinom, Hypertrichose,
Hirsutismus bzw.
Virilisierung 38
Prostatahyperplasie, Harn-
inkontinenz 83
Prostatakarzinom
– Gewichtsverlust 75
– Schwäche 75
Prostatitis, Harnwegs-
infektionen 80
Proteinurie
– glomeruläre, Hämaturie 36
– Hämaturie 36
– Polyurie 82
– Urämie 37
Pruritus **49–50**
– ani 49
– Lymphknotenschwellung 56
– Ödeme 76–77
– vulvae 49
– Diabetes mellitus 22
Pseudo-Bartter-Syndrom
– Hypokaliämie 45
– Polyurie 82
Pseudohyperaldosteronismus,
Hypokaliämie 45
Pseudohypoparathyreoidismus,
Tetanie 57
Psoriasis
– Arthritis/Uveitis 79
– capitis, Pruritus 49
psychische Störungen
– Diabetes insipidus 23
– Erbrechen, chronisches 27
– Hypercortisolismus 31
– Lähmung/Schwäche 53
Psychopharmakaintoxikation,
Koma 14
Psychose, Pruritus 50
Psychosyndrom, organisches
– Addison-Syndrom 33
– Antriebslosigkeit 8
– Tetanie 57
psychovegetative Beschwerden,
Palpitationen 40
Pubertas tarda, Hypo-
gonadismus 48
Purpura
– Blutungen 17
– Hämaturie 36
– Schoenlein-Henoch,
Gelenkschmerzen 65
Pyelonephritis
– Hämaturie 36
– Harnwegsinfektionen 80

Q
QRS-Verbreiterung, Bewußtseinsstörung, agitierte 15
QT-Syndrom, Herzrhythmus-
störungen 41

adikulopathie, Muskel-
  schmerzen 70
adiumbestrahlung, Diarrhö 19
andunschärfe, Papilla-nervi-
  optici-Beurteilung 78
asselgeräusche, Zyanose,
  generalisierte 85
aumforderung
  intrazerebrale 78
  retrobulbäre 78
  spinale, Lähmung, akute 52
echtsherzversagen,
  Aszites 10
eflexabschwächung
  Hyperkalzämie 24
  Koma, ruhiges 15
eflexsteigerung, Bewußtseinsstörung, agitierte 15
eflux, gastroösophagealer,
  Husten 46
eiter-Syndrom, Uveitis 79
eizdarm/-kolon, Diarrhö 19–20
ektumkarzinom
  Gewichtsverlust 75
  Schwäche 75
eninproduzierender Tumor,
  Hypokaliämie 45
esthàrn, Harninkontinenz 83
etinopathie, Phäochromo-
  zytom 67
habdomyolyse
  Muskelschmerzen 70
  Muskelschwäche 59
hagaden, Pruritus ani 49
heumatische Erkrankungen
  Fieber 28
  Muskelschmerzen 70
iesenzellarteriitis, Gelenkschmerzen 65
igor, Tremor 84
ötung, Ödeme 76
ückenschmerzen 72
  Hypercortisolismus 31
uhetremor 84
umpel-Leede-Test,
  Blutungen 17
undgesicht, Tetanie 57

S
alizylatvergiftung, Koma,
  krampfendes 13
alzverlustniere, Hypokaliämie 45
arkoidose
  Polyurie 82
  Uveitis 79
arkome, Blutungen 17
chafkotstühle, Diarrhö 20
childdrüsenaplasie/-dysplasie,
  Hypothyreose 9
childdrüsenautonomie,
  Struma 35
childdrüsenhormonresistenz,
  Hyperthyreose 43

Schilddrüsenkarzinom
– Halsschwellung,
  schmerzlose 34
– Struma 35
Schilddrüsenszintigraphie,
  Struma 35
Schilddrüsenzyste, Struma 35
Schilling-Test, Anämie 16
Schizophrenie, Antriebslosig-
  keit 8
Schläfenkopfschmerzen,
  Horton-Syndrom 79
Schlafanfälle, Bewußtseins-
  störung 12
Schlafapnoe, Antriebslosig-
  keit 8
Schlafmittelvergiftung,
  Koma 14
Schlafwandeln, Bewußtseins-
  störung 12
Schlaganfall 55
Schluckstörungen, Struma 35
Schmerzen 62–72
– Beinvenenthrombose, tiefe 64
– Brust 62–63
– Extremitäten 64
– Gelenke 65
– Knochen 68
– Kopf 66
– Lymphknotenschwellung 56
– Muskelschwäche 59
– Muskulatur 70–71
– Ödeme 76
– Rücken und Flanken 72
Schock 73–74
– Addison-Krise 33
– Blässe 16
– Blutungen 17
– Diarrhö 20
– Gipsverband 74
– hypovolämischer 73–74
– kardiogener 73–74
– obstruktiver 73–74
– Oligurie/Anurie 81
– septischer (distributiver) 73–74
– Urämie 37
– Zentralisation, Zyanose,
  generalisierte 85
Schwäche 75
– Addison-Syndrom 33
– Blutungen 17
– Lähmungen 53
– Muskelschwäche 59
Schweißsekretionsstörung,
  Pruritus 49
Schwermetallvergiftung,
  Ataxie 11
Schwitzen
– Ödeme 76
– Phäochromozytom 67
Sehnenerkrankungen, Muskel-
  schmerzen 70
Sehstörungen
– Diabetes insipidus 23
– Lähmungen 53

Sensibilitätsstörungen
– Muskelschmerzen 70
– Para-/Tetraplegie 54
Sepsis, Fieber 28
Sharp-Syndrom, Gelenk-
  schmerzen 65
Sialolithiasis, Halsschmerzen 34
Sick-Sinus-Syndrom,
  Bradykardie 38
Sinusitis
– Husten 46
– Kopfschmerzen 66
Sinusknoten-Syndrom,
  Bradykardie 38
Sinustachykardie
– Palpitationen 40
– Tachykardie 39
Sinusvenenthrombose,
  Lähmung, akute 52
Sjögren-Syndrom, Gelenk-
  schmerzen 65
Skabies, Pruritus 49
Sklerodermie
– Diarrhö 19
– Gelenkschmerzen 65
sleep-like coma, Vergiftungs-
  verdacht 14
soldier's heart, Palpitationen 40
Somnolenz
– Bewußtseinsstörung 12
– Diarrhö 20
– Hyperkalzämie 24
Sopor, Bewußtseinsstörung 12
Sorbitintoleranz, Diarrhö 19
Spannungskopfschmerzen 66
Spasmen/Spastik
– Para-/Tetraplegie 54
– Tetanie 58
Spider Naevi, Ödeme 77
Sprachstörungen,
  Lähmungen 53
Sprue, Diarrhö 19
Stammfettsucht, Hyper-
  cortisolismus 31
Staphylokokkenenteritis,
  Diarrhö 19
ST-Depression, Herzrhythmus-
  störungen 41
Steatorrhö 19–20
– Malabsorption 19
Stecknadelpupillen 13, 15
Stoffwechselstörungen,
  Diarrhö 19
Strangurie, Hämaturie 36
Streckkrämpfe, anfallsartige 51
Streßinkontinenz 83
Stridor, Struma 35
Strukturmyopathie, Muskel-
  schmerzen 71
Struma 35
– Halsschwellung, schmerz-
  lose 34
– Hyperthyreose 43
– nodosa 35
Stuhlinkontinenz, Diarrhö 19

Stupor, dissoziativer, Bewußt-
    seinsstörung 13
Subarachnoidalblutung
– Kopfschmerzen 66
– Schlaganfall 55
Subduralhämatom,
    Koma 14
Suffusionen/Sugillation 17
Sulfhämoglobin, Zyanose,
    generalisierte 85
Syndrom der blinden Schlinge,
    Diarrhö 19
Synkope
– Bewußtseinsstörung 12
– konvulsive, Muskelkrampf,
    anfallsartiger 51
– vasovagale, Bradykardie 38

T
Tachykardie
– antidrome 39
– atriale 39
– Bewußtseinsstörung,
    agitierte 15
– idiopathische, Herz-
    rhythmusstörungen 41
– Palpitationen 40
– permanente junktionale
    reziproke (PJRT) 39
– Phäochromozytom 67
– supraventrikuläre 39
Takayasu-Arteriitis, Gelenk-
    schmerzen 65
Tetanie 57–58
– latente/manifeste 58
– Muskelkrampf,
    anfallsartiger 51
Tetraplegie 54
– Muskelschwäche 59
Thrombopenie
– Blutungen 17
– Hämaturie 36
Thrombose
– Fieber 28
– Ödeme 76
Thrombozytenfunktionsstörung,
    Blutungen 17
Thyreoiditis
– atrophische,
    Hypothyreose 9
– Halsschmerzen 34
– Halsschwellung, schmerz-
    lose 34
– Hashimoto 9
– Hyperthyreose 43
– Struma 35
Thyreotoxicosis/-toxikose 43
TIA (transitorisch-ischämische
    Attacke), Koma 14
Tonsillenkarzinom, Hals-
    schmerzen 34
Tonsillitis, Halsschmerzen 34
Toxoplasmose, Uveitis 79

Tremor 84
– Ödeme 76
– orthostatischer, Muskelkrampf,
    anfallsartiger 51
– Phäochromozytom 67
Trichomonaden, Pruritus
    vulvae 49
Trousseau-Zeichen, Tetanie 57–58
TSH
– Adipositas 30
– Hypothyreose 9
Tuberkulose
– Addison-Syndrom 33
– Uveitis 79
Tubulusnekrose/-obstruktion,
    Oligurie/Anurie 81
Tumoren
– Anämie 16
– benigne, Aszites 10
– maligne s. Malignome

U
Übelkeit
– Addison-Syndrom 33
– Hyperkalzämie 24
– Ödeme 77
Überlaufblase,
    Harninkontinenz 83
Ulkus/Ulzera
– Bluterbrechen 25
– Ödeme 76
– peptisches, Hyperkalzämie 24
Unterbauchschmerzen 69
Urämie 37
– Ataxie 11
– Diarrhö 19
– Hypoglykämie 47
Uretererkrankungen, Rücken-/
    Flankenschmerzen 72
Urethritis
– Harnwegsinfektionen 80
– Pruritus vulvae 49
Urininkontinenz s. Harn-
    inkontinenz
Urogenitaltumoren, Anämie 16
Urolithiasis
– Hämaturie 36
– Oligurie/Anurie 81
– Urämie 37
Uveitis 79

V
Varikozele, Hypogonadismus 48
Varizen
– Bluterbrechen 25
– Ödeme 76
– Pruritus 49
Vaskulitis
– allergische, Blutungen 17
– Fieber 28
– Gelenkschmerzen 65
– Lähmung/Schwäche 53
– Schlaganfall 55

Vaskulopathie
– Blutungen 17
– Schlaganfall 55
Vena-cava-superior-Stenose 34
Venenstauung, Pruritus 49
Verbrennungen, Ödeme 76
Vergiftungen s. Intoxikationen
Vergiftungsverdacht, Koma 14
Verlustkoagulopathie 17
Vipom, Diarrhö 19
Virilisierung 38
– Oligo-/Amenorrhö 60
Virusmyositis, Muskel-
    schmerzen 71
Visusminderung 78
Vitamin-B₆-Mangel, Ataxie 11
Vitamin-B₁₂-Mangel, Ataxie 11
Vitamin-D-Intoxikation
– Hyperkalzämie 24
– Polyurie 82
Vitamin-E-Mangel, Ataxie 11
Vitamin-K-Mangel,
    Blutungen 17
Vollmondgesicht, Hyper-
    cortisolismus 31
Volumenmangel/-verlust
– Diarrhö 20
– Oligurie/Anurie 81
– Schock 73–74
– Urämie 37
Vorhofflattern/-flimmern
– Herzrhythmusstörungen 41
– Tachykardie 39

W
Wachanfälle, Bewußtseins-
    störung 12
Whipple-Syndrom, Diarrhö 19
Wilson-Syndrom, Tremor 84
WPW-Syndrom
– Herzrhythmusstörungen 41
– Tachykardie 39

Z
Zahnwurzelentzündungen,
    Halsschmerzen 34
Zervikalsyndrom, Kopf-
    schmerzen 66
Zervizitis, Pruritus vulvae 49
ZNS-Erkrankungen
– Erbrechen, chronisches 27
– Tremor 84
Zollinger-Ellison-Syndrom,
    Diarrhö 19
Zyanose
– generalisierte 85
– Ödeme 76
– Tetanie 58
Zystinose, Hypokaliämie 45
Zystitis
– Harninkontinenz 83
– Harnwegsinfektionen 80
– Pruritus vulvae 49

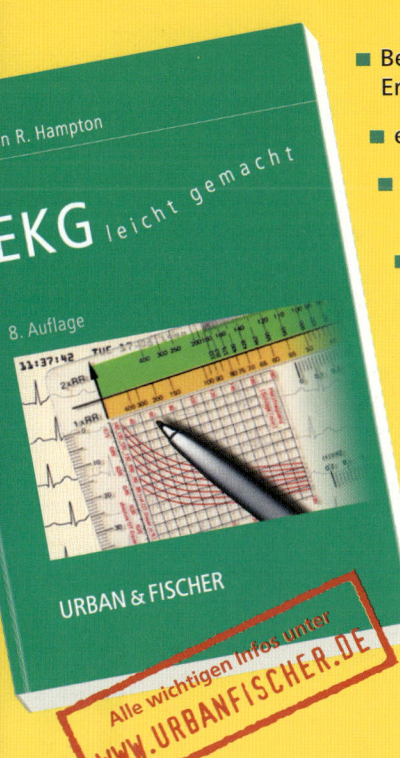
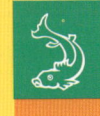

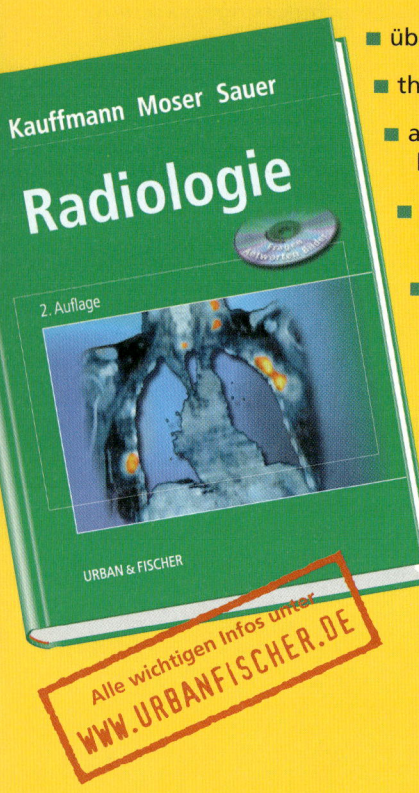
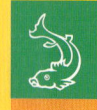